フリーランス
独り旅

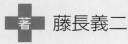著 藤長義二

目　次

序〜原点 ……………………………………………………… 3

1 薬局経営との出会い、気付き ……………………… 9

2 日本の薬剤師の特徴 ………………………………… 18

3 電子処方箋の時代 …………………………………… 28

4 人間として、知性を持つ者としての薬剤師 ……… 33

5 医薬品卸企業の再編 ………………………………… 42

6 Consultant Pharmacist.com ……………………… 51

7 病院経営〜コンサルタントの役割 ………………… 60

8 追憶〜思い出の医薬品卸企業の人たち …………… 64

9 ガンからの生還 ……………………………………… 71

10 アメリカ進出〜終章に代えて ……………………… 76

付　録

対談　「〈仏教と経営〉経営参加とは何か」 ……… 81

あとがき

序〜原点

　ささやかにコンサルタント業を開始して、振り返れば40年を超えてしまっていた。日々時々の反省は別にして、この過ごして来た40年をきちんと振り返ってみようと決心した。

　今までにも何度か機会はあった。しかし、完成させられなかった。手書きの原稿に挑戦したこと、新しく発売されたさまざまなデバイスで試みたこともあったが、「使いにくい」、「書きたい時にすぐ始められない」等と言い訳して中断してきた。

　iPad の第 1 世代が発売されたのが 2010 年のことで、最初に購入したモデルはメモリが 16 G しかなく、結構重い 680 g であったが、これを契機に私の仕事は大きく変わった。今までのデバイスにはない使いやすさを感じた。ここからペーパーレスの事務所を目指す作業は始まった。iPad も世代を重ねるたびに、薄く、軽く、容量は大きく、とうとう 256 G になってしまった。

　今の私には事務所という物理的空間はない。iPad がある場所はどこでも事務所である。「ドラえもんみたいだね」と息子に笑われる。新聞、雑誌、日本のそれだけでなく、世界で発行されている印刷物の最新版をいつでも読める。調べたいことがあればすぐにその意味くらいは簡単に調べることができる。事前にある程度調べられれば、図書館の利用法が変わる——時短。

　もし、iPad が「発売されず、（私と）出会わず、（私が）使わず」だったら、私の今の仕事の質も量も、現在維持できている

レベルは実現不可能だったとさえ思っている。日本とアメリカを往復し、コミュニケーションの質量をそれほど落とさずに（むしろ向上させて）ここまで来られたのは、まさにこのお陰である。加えてコミュニケーションの速度、クラウドの存在は非常に大きいことは言うまでもない。

　人類が文字を発明したのは今から約 4500 年前だと言われている。シュメール族、後のメソポタミア、現在のイラクの辺りであろうか、石版に絵文字で表現された人類の最初の文字による記憶。それはエジプトに渡り、ナイル川の川藻から採ったパピルス（ペーパー）に転記された。石版に比べ、軽くて薄いパピルスを使うことで、人類はその記憶を桁違いの量で遺すことに成功した。

　紙に文字の組み合わせは現在も残っているどころかまだまだ現役である。そして、ちょうどその最終盤に来たデジタル革命。石版から紙への革命を遥かにしのぐそれが始まった時代に、私が生きていることの幸運をなんと表現すれば良いのだろうか？

　話は変わるが、古代史を含めた世界史に興味をもたせてくれたのは、中学校時代の恩師、松見先生と、高校時代の恩師、杉原先生である。なぜかこの二人から学んだことは今も記憶に鮮明で、この辺りのことは歴史の教科書をひっくり返さなくてもスラスラ出てくる。二人の恩師の板書の独特な文字と共に記憶に残っているのである。

　余談であるが、松見先生はいわゆる「拳骨先生」であって、非常に怖い存在であったが、ひとたび疑問をぶつければ、それこそ全身で答えてくれる先生であった。一方の杉原先生は家が神社で、神主を兼ねていた先生だったが、教科書なんかそっち

のけ、板書を癖のある文字で書き続け、授業中はチョークがなくなるほどの熱血先生であった。歴史の同時進行性——この地域でのこの時代、あっちの地域では何が起きていたのか——興味を掻き立てられた（残念ながら学校時代では、この二人の恩師以外の先生のことはほとんど記憶の外である）。

　私のペーパーレスは3年前に完成した。紙が無くなって、名実ともに事務所が不要になった。ちょっとしたテーブルのスペースがあればどこでも仕事ができる。それと同時に3年前に新しい試みとして「医薬品流通未来研究会」を有志メンバーで立ち上げた。2回提言を出したが、両方とも私がカリフォルニアに滞在中に原稿を完成させた。今年も現在、立ち上げ当初からの10人の有志メンバーと共に3回目の提言に挑戦している。

　突然空白が襲って来た。おそらく年齢のせいだろうと思う。強迫観念だ（「次、何をするんだ？」）。そこで出した結論が、今まで完成させられなかった自分史を書くことであった。iPadのアプリGoogleドキュメントを使って書き出したのが68歳を目前にした2017年6月20日、Mississippi大学のサマープロジェクトのため、ロスアンジェルスからメンフィスに向かう空路、UA便の中で、である。

　昨年（2016年）12月から日本経済新聞（日経新聞）は、日本の社会保障問題を問うシリーズを開始した。「砂上の楼閣」、「不都合な未来」、「医療費の地域格差、世代間格差」、「終末医療のあり方」、「保険財源」など、日本が抱える巨大負債よりももっと身近にある問題について提起し、このことを医療、医薬品産

業に従事している多くの人たちに伝えている。分かったのは、「人は不都合な未来には触れたがらない」ということであった。これは国民の国の未来に対する意識なのだろうか?

　同時に、産業構造が大きく変わってきていることにも警鐘を鳴らしている。安価なジェネリック医薬品が、政策目標によって使用割合80%を超える日も目前である。数量で80%、金額ではおそらく20〜25%になると予測されている。アメリカにおけるそれは、数量ではすでに90%を超えているが、金額では10%あたりである。1970年代から始まったアメリカの医薬品市場の構造変化は、今、そのピークを迎え、それに伴って企業も大きく体質を変えている。

　一つの例は医薬品卸企業である。いわゆる販売のための営業要員を限りなくゼロに近づけて人件費の大幅な削減を実現した。「注文を取る」という営業スタイルから、「注文を受ける」という方法に大きく舵を切った。注文を受けるだけなら物凄いスピードで進化するネットビジネスの恩恵を十分に受けることができる一方、その影響は企業のあり方まで大きく変えてしまった。顧客とのコミュニケーションはSNSが大活躍している。チャットの世界である。ちなみにアメリカの医薬品卸企業のHPを見てみると、誰でもSNSからコメントや質問、意見の交換ができる。もちろん、ネットの特性であるノンストップサービスである。外部、第三者との接触に勇敢なアメリカ企業。

　医薬品市場の構造変化と、ネット社会の急速な進展がすべてを変えたと言っても良いだろうと思う。そして、そこには勝者と敗者が確実にいる。問題は、社会保障制度を持続可能な社会システムにすることができるのか否か、また、給付を減らし、

負担を増やすことに民意は従うことができるのか？　これはシルバー民主主義の良し悪しではない、子供保険でもない、子供や孫の将来のために国のあり方をしっかり考え、現在を耐えることができるのか？　ということである。

　先述した日経新聞のこのシリーズ、1回目のフィクションがすごい。

　「202X年のある日、時の内閣総理大臣が記者会見をして、日本の社会保障制度を解散すると宣言する。記者達は無責任だと詰め寄る。総理大臣は言う『日本の選挙の歴史の中で、給付を減らし、負担を増やすことを公約に掲げて勝った政党はいなかった…』」

　国民はパンとサーカスを求め、古代ローマ帝国は滅びた…。

　政治が社会保障を大きく変えたという点では、サッチャーの医療改革がその好例である。1979年に政権を取った彼女は、当初から増え続ける社会保障制度の改革に極めて熱心であった。改革の本質はまさに持続可能な社会保障制度の確立であり、それは痛みを伴う改革でもあったが、彼女はそれを成し遂げた。民主主義の土台が違う日本で同じ論議はできないが、政治も国民もこの原点を学ぶ必要があると確信している。そもそも社会は利害が錯綜する織物である。利を得られるパーティがあれば、その反対に利を損ねるパーティが存在するのが現実社会である。ユートピア社会を語るのは現実的ではない。

　未来をそれほど悪くしないために、今の私達は何をどこまで受け入れることができるのか？　その一点である。今の利を得るために未来に害を加えてはならないのである。

私がコンサルタント人生を始めた時、私の師である佐藤登先生から聞いた話がある。佐藤先生は日本能率協会のコンサルタントであったが、そこの小野専務という人から、昔、こんな話をされたのだそうだ。第二次世界大戦敗戦から5、6年ほど経った夕方の東京の省線（山手線）目黒駅の光景——今からは想像もできないが、当時、目黒駅は地上を走り、遠くに富士山が見えた——満員電車に乗り込もうとする乗客を見ながら、彼（小野専務）は「コンサルタントの仕事は経営の力を借りてこの人達を幸せにすることで、幸せになった彼らが経営に貢献する輪廻を作り出すことだ」と言ったそうである。そして、私の先生はコンサルタントを目指し、私もまた同じ道を進みたいと思った。

　利害錯綜の織物でも、間違いない織物を作り、それがみんなの役に立つ。そこが私の生きる道と思い定めた。

　以来、私の40年を超えるコンサルタント人生を振り返ると、それは幸運の連続であった。すべての出会いが私に幸運を与えてくれた。運に恵まれるのは自分の努力ではできない。もし、そんな素質があるとすれば、それは両親、先祖から受け継いだものである。5％の努力と95％の幸運が私の人生である。

1 薬局経営との出会い、気付き

　この数年、薬局経営に関わる比率が非常に高くなってきている。セミナーしかり、勉強会しかりである。医薬品卸企業の顧客支援の一環で、薬局経営に関することを経営者の方を対象に話してきた。

　収入 ＝ （患者数 × 1 人当たりの単価）。これは日本の医療保険の支払い方式が出来高払いであるから成り立つ算式である。

　常識的に考えれば、経営はまず患者数に注目する。いかに患者数を増やすかである。そして、経営効率を高めるため、如何にオペレーションを合理化して生産性を向上させ、収益を最大化するかを考える。特に処方箋は医師の手によるものであって、薬局が単価を上げることは事実上不可能であるし、また、調剤報酬は公定価格あり、基本的にどの薬局も同額であるため、経営は患者数に向かうしかない。

　しかし、日本の薬局の特殊性がそこに大きく立ちはだかる。これには二つのポイントがあって、一つは処方元 1 に対し、応需薬局は 1 かそれ以上が基本であり、処方元の集患力に上限がリミットされてしまっている点。もう一つは、薬剤師が 1 日に調剤できる処方箋枚数に 40 枚という制限が設けられているため、経営努力が経営効率や生産性に向かうことは少ないという点である。

　薬剤師の作業量を、処方箋枚数を基本にすることは、計算するうえで極めて不合理である。アメリカのそれは処方箋行数であるし、作業の複雑性（日本では作業が複雑になれば、加算が

あることが多いが）も加味されない。標準作業量の計測をして、オペレーションの中でマン・マシンミックスの最適化を計算することもできにくくなっている。

　薬剤師の作業とは、調剤という薬棚から処方箋に基づく医薬品をピッキングして、集めて薬袋に入れることである。薬科大学が6年制になってすでに10年が過ぎた。6年間大学で学び、薬局に就職した結果が、ピッキングと薬袋に薬を入れる仕事というのは、国家資格まで取って行う仕事なのか？　疑問を持たない者はいないのかと思う。

　日本の薬剤師や薬学生に「アメリカの薬剤師は基本的に薬に触らない」ことを現地で見せて20年。当初、調剤ロボットを見た日本の薬剤師や薬学生は、「私達の仕事はどうなるんだ!?」と驚嘆したものだったが、2〜3年前から巷間言われだしたIT、IcT、IoT、センサー技術やオートメーションが、人間の仕事のうち、ルーティンな部分をどこまで代替していくのか？　といったことが常識になってくる中で、薬局におけるオートメーション、調剤ロボットの導入を考える経営者がどんどん増えてきているように感じる。それは、現在の薬局の規模（面積の大きさ、取扱処方箋量）の限界を知る契機にもなっている。

　いうまでもなく、ロボットやオートメーションは稼働時間、稼働率を限界にまで上げていくことで性能を使い切る。8時間稼働なんて、とんでもない非常識に過ぎない。性能の上限を目指す十分な規模をおそらく日本の薬局は持っていない（調べたことはないが、日本の薬局1店舗で24時間稼働させられる規模を有する薬局は存在しないだろう）。薬局経営の生産性や効率性を考える時、規模は非常に重要なファクターである。

私がよく薬局経営者の皆さんに話す例として、「ここに 50 枚の処方箋を応需している薬局があると仮定して、薬剤師は何人必要か？」というものがある。休暇や急な欠勤に耐えられる薬剤師の人数は、2.5〜3 人というところであろうか？　処方箋 40 枚/日制限を前提にするなら、100〜120 枚の処方箋が受けられる人数である。

　では、次に「ここに 500 枚、つまり、先ほどの例の 10 倍の処方箋を応需する薬局があると仮定した場合、必要な薬剤師の人数は処方箋 50 枚の時の 10 倍、すなわち 25〜30 人となるか？」ではどうであろうか。

　ほとんどの経営者の答えは、せいぜい 20 人あるいは 16〜17 人でも十分だというものであり、それは 9〜13 人分の人件費が合理化できることを意味する。

　そして、その効果は収益構造を大きく変えてしまう。日本の薬局経営の問題は実は規模なのではないか？　とは、私の一つの推論である。

　調剤チェーンや多店舗展開の是非はさておき、複数の薬局を持つ薬局企業も多い中、この処方箋 40 枚/日制限の厄介なところは、それが店舗あたりに適応（処方箋 40 枚/日につき薬剤師を 1 名配置する）していることであり、10 店舗、各 3 名の薬剤師がいるチェーン薬局の場合でも、単純に 30 人 × 40 枚 ＝ 1200 枚を応需できるわけではないのである。そこに薬局の乱立、特に零細、小規模薬局の乱立が生まれ、その非効率を補うかのような高額な調剤報酬が支払われていることは、案外、一般消費者に知られていない不都合な真実かもしれない。

　結果として薬剤師の無駄遣いを助長するこの不思議な規制

は、実は薬剤師不足という深刻な問題を生じさせている。結果、人件費は高騰し、経営コストの上昇はもちろん、薬剤師不足で閉店を余儀なくされるという矛盾を引き起こしているのである。

　では、誰が考えてもわかる解決すべき問題の本質をなぜここまで放置しているのか？　利用者側、国民の意見を求めず、業界内の議論に終始しているのはなぜか？

　ここに一つのデータがある。日本の薬剤師数である。
　2014年の登録薬剤師数は約288,000人で、うち実働者は272,000人である。また、実働者のうち、薬局勤務者は161,000人となっているが、ちなみに日本の人口の約3倍のアメリカにおける薬剤師数は約280,000人であり、薬局勤務者は180,000人にすぎない。
　いかに40枚/日制限がより多くの薬剤師、なかんずく薬局勤務者に貢献していることか！単純な数の上での生産性比較でも、日米薬局勤務薬剤師の生産性の差は3倍もある。
　乱暴な計算ではあるが、日米薬局勤務薬剤師の生産性を同一にすれば、待遇問題はともかく、調剤報酬を大幅に合理化できる訳である。逆に、アメリカの薬剤師なみの報酬を支払うとして（2013年のデータであるが、アメリカの薬局勤務薬剤師の平均年収は、117,553ドル、平均経験年数21.6年、週平均労働時間41.5時間、全体の48％がボーナスを受け、その平均は、5,477ドル）、彼ら（日本の薬剤師）は生産性の大幅な改善に耐え、かつ業務内容の革命的変化に合意するだろうか？
　単純割算で、日本の薬局勤務薬剤師の60％強が薬局勤務を失う計算になる。このことは店舗の統廃合を急速に進めるだろ

う…。銀行の統廃合によって店舗が消滅し、不便を感じたのも何年か前の話で、今ではコンビニにATMがあるし、24時間使えるものもあるというから、かえって便利になっている現実が一方にはある——いつか来た道かもしれない。

薬局経営の要点は、規模、生産性であり、規制緩和が強く求められる。薬局経営者はそのことを十分に理解できるようになってきていると思う。バランスシートを頭に浮かべれば当然なのである。しかし、この中でも規模についてはただちに合意できないと思っている経営者は多い。店舗の統廃合以外に規模を拡大できる方途がなく、統合され、廃店する対象にはなりたくないのが本音であろう。

私は医薬品卸企業の再編成の歴史の中でコンサルタント人生を送ってきた。コンサルタントとしての第一歩は、「JMF」（ほとんど誰も記憶していないだろうが）という医薬品卸企業の集団であった。

Japan Medical Forum（JMF）には最大時で46社の医薬品卸企業が集まり、集団安全保障を議論し、過度に優勢なメーカーに対して、過度に劣勢の卸が集団で生き残りを模索した。JMFが解散した後、結果として現在も当初からの元の社名で生き残った卸は1社だけであり、他はすべて合併される側の対象となった。

医薬品卸企業の集団ということで、次の体験に「NHI」がある。Nihon Health Industry（NHI）…違いといえばJMFが任意団体であったのに対し、NHIは株式会社であることだろうか。社名を「株式会社NHI」に変えたが、現在も活動を続けており、当初からの参加メンバー13社は、内部合併や外部の医薬

品卸企業との合併などによってその規模を拡大している。この二つの集団を見るとき、集団安全保障というのは絵空事ではなく、確実にあると見えてしまうのは、内部にいた者の偏見であろうか？

　アメリカ薬局産業で非常に興味深いのは、医薬品卸企業がバックアップする形で組織運営をする独立個人薬局の集団のことである。私は南カリフォルニアにアメリカの本拠を置いているため、特に目につくものとしてはGNP（Good Neighbor Pharmacy）がある。アメリカ3大医薬品卸企業は、それぞれがスポンサーとして薬局組織の運営を支えているが、これはアメリカの独禁法が、産業の垂直統合を許していないからであり、また、医薬品卸企業がスポンサーとして個々の薬局経営を支援する広範なプログラムを持っているからでもある。なかでも独立個人経営薬局と、超大型全国ドラッグチェーンの激戦区であるカリフォルニア州においてGNPがシェアを確保してきたのは、このような医薬品卸企業と独立個人経営薬局のコーオペレイティブな組織のおかげだとしても言い過ぎではないと思う。
　これらの組織は、win-win関係で成り立っている。そこには相互にビジネスパートナーとしての尊敬、敬意があり、その上に個々の薬局では得られない経営ノウハウがあって、市場での大型チェーンとの競争にも耐えられる力となっている。このような集団組織と、先述した日本の卸集団の集団安全保障が重なって見える。
　GNPも2010年頃は5000薬局を超えていたが、現在は3200薬局である。ただし、データは公表されていないものの、売上の規模はむしろ拡大しているという。また、これと関連して、

内部合併が繰り返されたとも言われているが、その要因はIT革命とオートメーションであり、この新技術を前にしてリタイアを考えた薬局経営者が、組織の中で知りあっていた者同士で再編成を進めたことが窺える。

日本の薬局の未来を考えるとき、このアメリカの経験は極めて貴重である。医薬品卸企業をスポンサーにして、win-win関係を構築する方法はあるはずである。医薬品卸企業も何が何でも自社傘下に薬局を従えるのではなく、機能、市場その他を相互補完できるパートナーとして薬局を見直す視点が必要だと思う。

薬局経営セミナーではさまざまな質問と指摘を受ける。最も多いのは「話は分かるし面白いが、現実的ではない。薬局、薬剤師は規制の中で仕事をしているので、現実的ではない」というものである。

私はこのような時に、お米などの専売法、適配条例（小売店の適正配置条例）、クリーニング業法、大店法などを挙げ、その規制の緩和から廃止までについて説明している。つまり、お米や塩や酒類や煙草が専売店でしか販売できなかった時代があった事実——米穀業者はどこへ行ったのか？　をはじめ、クリーニング店は国家資格であるクリーニング師が必ず1名いなくてはならなかったが、規制緩和でクリーニング工場が認められ（かつ、工場に1名のクリーニング師が要件となった）、クリーニングコストが大幅に下がり、仕上げまでの時間も短縮されて、消費者に多大の利益と利便性を提供できたという事実と、その反証として、もし、適配条例が残っていれば、大病院前の薬局の醜悪な行列はなかったという事実等についてである。

私は、薬局や薬剤師だけが最後まで護られるというのは錯覚にすぎない、社会や時代が変化を求めた時、法律は改正され、規制は緩和ないし廃止されるものだということを知らなければならないと経営者に話かける。ほとんどの経営者はその時には同意するが、それでは行動に移すのかといえば、ほとんどが様子見である。主体性を持って行動する経営者は例外でしかない。しかし、特に社会保障費、とりわけ医療費は今後のさらなる高齢化と医療の高度化に伴う高コスト化が確実視されており、圧縮できるコストは圧縮していこうというのは当然のことである。

　医薬分業について「その負担しているコストに見合ったパフォーマンスが得られているのか否か」という疑問は日に日に大きくなっていると考えるべきである。「3割負担」というマジックをフィルターにしても、いよいよ皆保険制度が今のままでは立ち行かなくなる時、給付を下げる、負担を増やす、とりわけ世代間格差、地域格差を放置して、全国民に均一の負担を求めることは難しいと思う。負担のあり方については、より受益者負担に向かわざるを得ないだろうし、給付についても、特に高齢者の治療は、治療から QOL の維持に向かわざるを得ないと考える。負担と給付の改革が進むであろう環境の中で、薬局、薬剤師の仕事の質・量に対する監視の目は厳しくなるだろう。今日の続きの明日を漫然と待つのは、生き残りを放棄する行為だと考える。

　そもそも論に戻る。医薬分業とは一体何だったのか？　処方を医師が行い、調剤を薬剤師が行うというのが元来の意味であろう。

分業先進国のアメリカの実態を見るとき、医師の専任特権のように語られる処方権でさえ、薬剤師やその他の特殊な医療職には「依存型処方権」というものがあり、医師から委任を受けられれば処方を書くことができるようになっている実態がある。調剤業務のほとんどが、テクニシャンや調剤ロボットに置き換わっている時代の中で、日本型医薬分業は、コストをはじめ、薬剤師という高度に教育された人材の無駄遣いであると考えるのは私だけであろうか？　その典型が生産性追求のない処方箋の40枚/日制限であることはすでに述べたとおりである。

私が昨年の夏に6年ぶりで訪問したKaiser Permanenteの南カリフォルニアにある超大型薬局（業務の約70％は個人が地域の薬局で受取りを求める処方箋の集中調剤業務、30％が個人宅へ直送されるメールオーダー型の調剤業務であり、リフィル（Refill）処方で、95％が電子的にオーダーされている）の1日平均処理処方行数は120,000行で、のべ100人の薬剤師が24時間体制で処理していたが、薬剤師1人当たりの処理行数は、1,200行であった。1行当たりの技術料は、現在、全米でほぼ同額の1.75ドル（約200円）であるから、薬剤師1人当たりの稼ぎ出す技術料は1日240,000円となる。

日本の薬局経営者の皆さん、あなたならどちらを選びますか？

日本の薬局薬剤師の待遇は先進国の中でも低いと言われているが、それは生産性に見合ったものであるといえるのではないだろうか、あるいは生産性から見ると決して悪くないということもできるのではないだろうか。

2 日本の薬剤師の特徴

　「薬局観察」とは、その名のとおり、一定時間、薬局の待合室に滞在して、薬局の中で起きる出来事、会話、時には衝突を観察、記録し、経営者に報告する業務である。私自身、コンサルタント業において、現場の空気、実態を体感することは極めて重要であると思っている。

　本題の前に、「観察」ということでは、私のコンサルタント業の先生（先述した佐藤先生）がその原点を教えてくれた。
　27歳で彼の事務所の書生になって数ヵ月経った頃、暇を持て余した私は、「ちょっと本屋に行って来ます」と事務所を出た。事務所は東横線代官山の目の前の代官山東急アパートにあったので、隣駅の渋谷まで出て、駅前のビルの中にあった紀伊國屋書店に入った。最初に買いたいと思っていた本を探した。ダニエル・ベルが書いた「脱工業化社会」なる書籍で、実は今も大事に持っている。アルビン・トフラーなどにも大きな影響を与えた論文で、それまでの伝統社会/産業社会の二区分では当時の社会変動は読みきれないとし、第三の区分として脱工業化社会を唱えたものである（その後、トフラーなどの多くの論者が、情報、知識、サービスなどを扱う産業が社会において重要な役割を担うに従って、社会の支配構造が変化していくとし、現在の社会構造をまさに言い当てた格好となった）。これを手にしつつ、その後1時間ほど店内を徘徊し、もう1冊本を買って事務所に戻った（このもう1冊の本が何であったのかは覚えていない）。

18

事務所に戻ると、佐藤先生が呼んでいる——「何を買ったんだ？」との質問。私が買ってきた本を見せると——「ところでこの2冊の本の隣にどんな本があった？」と思わぬ質問。「分かりません。見てません」と私。

「バカ（これは彼の口癖）もう1回行って見て来い！」

もう一度東横線で渋谷へ。今だったら簡単——iPhone のカメラで撮って「おしまい」だが、この時代は何もなかった。ちなみに電話は黒のダイヤル式（余談だが、JNF 加盟46社の代表番号と担当者の電話番号をいつの間にか指が覚えていた‼）。なんとかコピー機はあったが、「ソーティング」や「ホチキスどめ」なんてしてくれない。もちろん FAX のかけらもなかったそんな時代——途方に暮れたがやるしかない。2冊の本が入っていた棚の全書籍をメモに丸写しした——周囲からは不審者に見えたであろう。いつも18時半には帰る佐藤先生の予定を考えて、19時に事務所に戻ると、まだ佐藤先生はそこにいた！

「どうだった？」と佐藤先生——「ハイ、このとおりです」——私がメモを渡すと、今度は佐藤先生、1冊の本のタイトルを指差して「ところでこの本はどんな本だった？」と来た。「内容は読んでいません」と私。

「バカ」——今ならパワハラ？

佐藤先生が言った。「現場へ行ったら何も見落とすな。徹底的に写し取れ。記録しろ」

強烈だった。今までにない感覚だった。忘れてはいけないと思った…。そして、これが私の「病院観察」、「薬局観察」の原点となった。「批判はしない」、「ありのまま」、「現実を掬い取る」、「掬い取った事実を並べて眺める」、「俯瞰する」——非常に単純な事実の中から、思わぬ発見が出てくる。当たり前と

思って通り過ごしてきた事実の中に改善が見つかる。薬局と患者、消費者。薬剤師と患者。薬剤師と薬剤師——「何故？」と感じたところが問題解決の入口である。

　薬局観察で私が最初にやるのは、開店前、全職員に待合室に集まってもらい、彼らに薬局空間の感想を述べてもらうことであり、これが案外、良い自己点検になる。例えば「お客様」と呼んでいても、客側の目線で薬局空間を見ていない。だからビラをベタベタ貼り、黄ばんだビラもそのまんま。透明ガラスの向こう側の調剤室は、貼り紙やバリアのように積み上げられた物品で目隠しされている。さらに、薬局で働いているにもかかわらず、彼らは待合室からの薬局を案外見ていない。毎朝の掃除も床と椅子を綺麗にすることに専念しているだけである。「木を見て森を見ない」の典型である。
　感想を述べてもらうと、なかなか卒直な意見を言わない。自分を批判するようで積極的な言葉が出ないのであろう。「急に待合室を片付け出すんです。いろんな告知の貼紙などを整理したり、カウンターの上でバリアのようになっていたものを片付けたり、調剤室のガラスを覆っていたものを整理するんです…」これは薬局観察の後で経営者からよく聞く言葉である。

　よく見てください、薬局の壁面。あらゆる告知がそこを覆っている光景。その中には、当事者に直接口頭で説明すればさぞかし歓んでもらえるだろうと思うようなことまでが数多く含まれている。ただし、これは日常的に目にすることであり、薬局の壁面をもっと有効に活用しないのは何故だろうといつも思うのである。

2　日本の薬剤師の特徴

　日本における調剤専門の薬局の広さは、ごく小数の例外を除いて非常に狭い。その狭さの中、壁面にはまだ利用のための自由度が残っている。「地域のため、地域住民のための薬局」というタテマエはよく耳にする。しかし、残された空間をそのために活用している薬局は極めてまれである。「この壁、みなさんのアイディアで使ってみませんか？」こんな呼びかけこそが、地域に向けた発信であり、地域住民と薬局との距離を縮めるのではないだろうか？

　さて、患者さんが処方箋を持って現れた。お決まりのご挨拶、前回から今回まで変わったことはなかったかなどの質問、調剤された薬の説明（丁寧な薬剤師、ぞんざいな薬剤師）、会計、「お大事に」とは言うものの、「ありがとうございました」は、それほど多くは聞かない。
　ところでいつも思う。患者は処方医のところで診断を受け、処方薬のことをそれなりに聞いて、その後薬局に来るが、改めて薬剤師から聞くユニークな情報はほとんどないということを。要は薬剤師が患者に接するタイミング——これがユニークさをすべて減殺しているのだ。患者は薬歴管理料なるものを支払っている。30日処方なら、30日間一度も薬剤師が患者に会うことはないだろう（60日、90日の処方であれば言わずもがなである）。この間、薬剤師と患者は、ほとんど言葉を交わすことはないだろう。それでどんな質の薬歴管理ができるのか？　調剤報酬獲得のための業務と言われても仕方のない事実である。一方、患者が処方元の医師に会っていない時の患者情報は、医師にとって極めてユニークである。それを収集、整理して医師に提供するということが、専門家である薬剤師の仕事ではないだ

21

ろうか？　疑問符は大きい。

　患者の年齢、見たままの全身状態、処方内容…それらをふまえて「患者を30日間放置しておけるのか？」と考えないのは何故なんだろうか？　大きな理由は、この30日間で薬剤師が患者と接したり、コミュニケーションとったとしても、調剤報酬は請求できないという事実かもしれない。医師であれば、患者にアプローチして必要な医療行為を自らアクションでき、診療報酬を得られるが、薬剤師の場合では報酬を請求できる根拠がない。「お金にならないことはやらない」という考えが薬局業界の常識であるなら、その常識を外すところに薬局の本当の意味のサービスがあるのではないかと思う。つまり、無償の行為が感謝を呼ぶのであって、有償であれば「してもらって当然、この程度のことでこれだけ負担がかかるのか？」といった疑問ばかりが大きくなる。

　以前、「私達を皆さんのかかりつけ薬剤師にしてください」、「私達がかかりつけ薬剤師になるための5つの約束」を提案したことがあるが、その最後の行に「これらのサービスはすべて無料です」としたら、無償でやることへの反対が数多くきた。
　参考までに「かかりつけ薬剤師になるための5つの約束」とは、次のような内容であった（古いもので恐縮です）。

1．皆さんの生活様式に基づいた適切な健康管理を行います。その為の生活問診を行い、適時アップデートします。この問診結果は、日常のみなさんとのコミュニケーションに活かし、必要に応じ、処方元医師にも連絡をとり、

治療が適切に進むよう応援します。

2．いつでも相談窓口を開いています。処方薬の調剤時だけでなく、皆さんの疑問や不安にお答えする為、毎営業日の 15：00〜17：00 に相談窓口を設けています。また、電話での相談にも応じます（24 時間、0120XXXXXX）。

3．皆さんの要望に応じ家庭への巡回訪問を行います。薬局窓口で相談しにくいこと等ありましたら、薬剤師に声をおかけください。訪問予定を取り決め訪問させていただきます。

4．残薬管理を行います。皆さんがお受け取りになったお薬は、正しく服用されることで疾病、症状の改善が期待されるものです。お薬が正しく服用されているかどうかを確認させて頂くのは、薬剤師の責任です。その為に用意しましたお薬マイバッグを是非ご利用ください。

5．重複投与管理を行います。皆さんの中には複数の医療機関で受診され、複数の薬局でお薬をお受け取りの方もいらっしゃると思います。もし、万一重複投与の聞き取りが不完全ですと、同一成分のお薬を二重に服用する危険性が高まり、健康被害が心配されますし、経済的にも二重の負担になります。重複投与の聞き取りは、薬剤師の責任です。どうぞ、聞き取りにご協力ください。

　これは 2009 年 10 月 4 日のセミナーで発表したもので、今、振り返れば不十分な表現や、不足している事項も多々あるが、最近、かかりつけ薬剤師についての議論が高まった折に、「そう言えば当時そんな話を聞いた記憶がある」と、思い出してくれ

た何人かの方から連絡を頂戴した。しかし、私の「ところでそのような取り組みを部分的にでもやられましたか？」との質問には全員「いいえ」との返事であった。取り組まなければ結果は決して得られない！これを教訓にできなければ、護送船団方式の薬局業界は少数の異端（この場合、取り組む人たち）によって決定的転機を余儀なくされるに違いないと思う。

　私の仏教の先生に、滋賀県彦根市の西覚寺住職であった高原覚正先生という方がいらっしゃった（本書の巻末に付録として掲載したものは、私が30代前半を高原先生の元で学び、考えた記録の一部である）。高原先生との交友については猛烈に長いストーリーであるため、ここでは割愛するが、親鸞の教行信証の読書会で学んだことに「善人 ＝ 悩まない人。悪人 ＝ 悩む人。善人なおもて往生を遂ぐる。いわんや悪人をや（正直に生き、争いもせず、悩まないで暮らした人が極楽に行ける。私（親鸞）のように仏教の戒律を外れ、肉食妻帯をして大衆と同じ悩み苦しみを生きたものが何故往生できないというのか！）」がある。

　私の記憶が乱暴過ぎるのかもしれないが、この親鸞の叫び、高原先生の叫びを聞いた時、全身に震えが来た。それは今でも同じである。

　私達は多くの先人の知恵を読み、聞くことができる。特に現代は、ちょっと調べるだけなら極めて容易な時代である。ただし、知ることによって行動を動機づけるかどうかは別の問題である。大半の人は知ることで満足する。知ったことを行動に移すのは容易ではない。「知の満足」とは一体何だろう？　「知りません」と答えるには勇気が必要だ。しかし、「知らない」というだけで、物事の本質にまで議論を深めないで済ませるのには

反対である。

　私は、それがどんなに初歩的なことであっても「やったか」、「やっていないか」が大事だと思っている。もちろん経営の場面で、すべてにトライすることは難しい。私のクライアントのひとりに「やってみたら良い」、「結果は問わないし、私が責任をとるから」と言って行動を促す経営者がいる。もちろん、当時は数十年後のその会社の経営まで想像できる時代ではなかったが、行動を促された社員は幸運である。会社の未来を切り拓けるかもしれないのだから。

　私も「社員教育」なるものを時々引き受けるが、できることなど社員に行動を促す経営者の足元にも及ばない。これは経営者とコンサルタントの決定的な差である。だからコンサルタントは経営者から学び、次に手渡す役割を持っているだけだと思っている。

　薬剤師の人間的成長を促すのは、経営者の「やってみなさい」精神と、薬剤師自らの「葛藤」、「ミッション（社会的使命）の認識」であると思う。

　では、本題。数年前のある日、群馬県某市で「薬局観察」を行った時のことである。

　朝、9時少し前に、ランドセルを背負った少年が入って来た。門前の一つが皮膚科だからかもしれない。処方箋を渡してすぐに調剤が完了。「○○サマ」と呼んだ薬剤師を思わず見てしまった。あるがままの観察ではあるが、時折このような、耳を疑う、目を疑うことに出くわす。なぜなら、待合室の患者はそのランドセルを背負った少年一人だけであったからだ。ランドセルを背負った小学生を「サマ」づけで呼ぶ…感覚⁉

薬の説明が始まった——かなり長い。最後に「お家に帰ったらお母さんにちゃんと説明してね」と来た。再び耳を疑った。ランドセルを背負っているのだから、おそらく彼は今から学校に行く。もし、彼が放課後まで服薬指導の内容を覚えていて、それを正確に母親に伝えられる——と薬剤師が思っているとしたら、この薬剤師の常識を疑わざるを得ない。しかし、これがこの時起きた事実なのである。

　私が大変お世話になった方が、調剤薬局を東京近郊に開局した時、いくらかお手伝いをさせていただいた。理想は医療機関1に対して薬局が1ないしはnという形（1対n）の逆、つまり、複数の医療機関に対して1の薬局（n対1）をどう実現するかであり、そのために患者に対する情報提供をどうするかが課題であった。

　当時は「口頭」、「面前」の服薬指導が、法律の規制もあり、日本の薬剤師にとって患者への情報提供のあるべき姿であったが、時代はすでに変わり始めていた。「口頭」よりも反復性の高い「紙」による情報提供が優れているに決まっている（そして今、時代は「紙」から「デジタル」へと移り、ペーパーレスの時代が必ずやって来るだろう）。

　この薬局では服薬指導をすべて紙で行った。もちろん紙の内容を患者に口頭で説明するが、その紙を患者本人用と、薬を管理する人用の2部作成して薬袋に添付した。また、特に注意すべき点には赤線を引いた。

　薬局には時折、在庫のない薬の処方箋や、薬の数量が不足して調剤が完成できない処方箋が来る。その場合、発注した薬が薬局に納品された後で、患者宅へ届けることがある。そんな時

こそ、紙による情報提供は威力を発揮するはずであった。しかし、「『口頭』、『面前』でないからけしからん！」という指摘を保健所から何度も受けた。そのたびに私は、「『口頭』で情報提供した後にそれをリピートさせてみると、良くて30％程度しかリピートできず、『紙』であれば再読するだけだから100％のリピート率になる。何故リピート率の高い情報提供が否定されるのか」と保健所の担当者と議論をした。

　実際、保健所の指摘のきっかけは、他の薬局に行っていた患者が、この薬局の紙による情報提供の良さを口伝てに聞き、薬局を乗り換えたことにあったが、これはn対1の作戦が成功し始めた端緒でもあった。

　ただしこれは、紙による情報提供によってこの薬局が一人勝ちするための戦略ではなく、この地域の薬局全体の情報提供の質が向上して、地域住民に質の高い薬物療法を提供する基礎を作る作業だと私は思っていた。この薬局経営者の口癖は「医薬分業は誰のためか？　答えは一つ、患者のため！」——立派な経営者だった。「この患者にはどのように服薬指導をすれば良いのか？」を考え、最も見合った方法で情報提供するのは当然のことだと思う。また、最善の方法がわからなければ、いくつかの可能な選択肢を提示して、患者に選んでもらうことも大切である。

　先ほどの少年の場合であれば、服薬指導用紙を渡す、あるいは保護者へ電話するといった方法もあったはずである。全く選択肢が検討されていないのは残念なことである。

　「『悩まない』、『善人』」なのだろうか？

3 電子処方箋の時代

2016年4月1日をもって、日本では電子処方箋の全面解禁が行われた。しかし、残念ながら2017年9月初旬の時点での導入実績はゼロである。

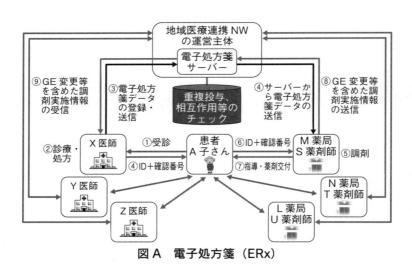

図A　電子処方箋（ERx）

〈図Aの解説〉

A子さんは、3年前から高血圧と糖尿病の薬を服用している。今回も薬を処方してもらうため、主治医であるX医師を訪ねた。問診と診断の後、前回までと同じ処方をしてもらった時に、X医師はA子さんに「今回から処方箋を電子的に薬局に送ることになったので」と、了解を求められた。今までの処方箋の代

3 電子処方箋の時代

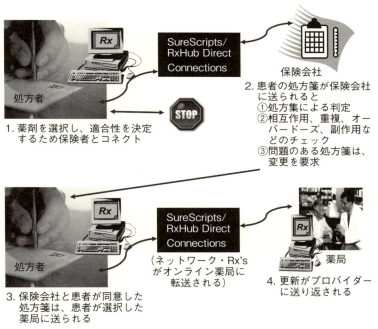

※SureScripts は、新しい処方箋、リフィルの許可と否定、変更要求を伝達するため、二方向の電子接続性を 95％の薬局（オンライン、または現在処理中の薬局）へ提供する。

図B 電子処方箋の運用方法（より理解するための US におけるフローチャート）

わりに「処方箋引換証」が発行され、そこには A 子さんの「健康保険証番号」と X 医師を示すコード「X-1」が記されていた。

A 子さんは X 医師の病院の隣にある M 薬局に行き、「処方箋引換証」を提示した。M 薬局の S 薬剤師がコンピュータへ「処方箋引換証」に記された情報を入力すると、A 子さんの今回の処方箋が確認できたので、S 薬剤師はただちに調剤を行った。

3日後、A子さんは耳に痛みを感じたため、Y医師を訪ねた。同じようなプロセスで処方が行われ「処方箋引換証」が発行された。急いでいたこともあり、A子さんはY医師の病院のすぐそばのN薬局を訪れ、T薬剤師に「処方箋引換証」を提示した。その際、T薬剤師はX医師の処方内容を確認し、A子さんにいくつかの質問をしたが、特に問題はなかったので、A子さんは今回処方された薬の調剤を受けた。

　さらに数日後、A子さんが親戚宅を訪れていた時、急な腹痛を感じたため、親戚の勧めるZ医師を訪ねた。ここでも処方を受け「処方箋引換証」をもらい、やはり親戚が勧めるL薬局を訪ね、U薬剤師に調剤をお願いした。U薬剤師はコンピュータに情報を入力したが、Y医師の処方と重複する処方と、さらにX医師の処方と相互作用がある処方が発見された。

　このようなことは決して希少なケースではない。むしろ頻繁に発生しているはずの事例である。
　では、発見すべき項目は何であろうか？
①　A子さんは数日間で3軒の薬局に行った。しかし、電子処方箋ネットワークの中にあるため、どの薬局からもA子さんの処方歴が完全に掌握できた。このことが何を意味するかというと、「かかりつけ薬局の機能を電子処方箋ネットワークが代わりに果たしている」という事実である。
　　「かかりつけ薬局」が消え、「かかりつけ薬剤師」と表現された理由はここにある。
②　L薬局のU薬剤師は、A子さんの今回の処方とY医師の処方に「重複」を、X医師の処方に「相互作用」を発見した。

U 薬剤師の使命は「服薬情報の一元的管理と薬学的管理指導」であるが、例えば、U 薬剤師が A 子さんに「今回の処方には現在服用している医薬品と重複があり、相互作用があります」と伝えても、A 子さんは途方にくれるだけである。そこで U 薬剤師は、今回の処方をした Z 医師に対して、処方内容の変更を「重複と相互作用の観点」から求めなければならない。この U 薬剤師の行動が「かかりつけ薬剤師」として必要なのである。

この解説をすると、かなり多くの薬剤師が「U 薬剤師になるのは難しい、難易度が高い」と言う。処方医が薬剤師の警告を果たして率直に聞いてくれるのかという意見である。また、「代わりに電子処方箋ネットワークの中にあるデータセンター（地域医療連携ネットワークの運営主体が保有する電子処方箋サーバ）に『重複、相互作用、ドーズチェック、患者副作用情報、既往歴など』をチェックできるシステム/エンジンを置いて、そこで自動的に医師とやりとりをしてもらえば良いのではないか？」という意見も出る。

システム/エンジンに関しては、アメリカの電子処方箋（すでに 95％以上が電子化されている）のネットワーク（個々人の入っている保険会社のネットワーク）の中ですでに実現している。したがって「チェックするシステム/エンジンはある」のだが、それでは「システム/エンジンが、かかりつけ薬剤師の役割を果たす」という意味になり、かかりつけ薬剤師の自己否定になるのではないだろうか？

調剤ロボットの進化は目覚ましい。これまで、日本のような

ブリスターパック、ヒートシール型の包装では調剤ロボットの普及は困難だと思われてきた。そこで、アメリカ/カナダ型のバラ包装に切り替えて調剤ロボットを導入し、薬局のオペレーションコストを下げようと考えてきたが、最新のロボットの実力であれば十分に利用に耐え得ると思う（ただし、先述したように、問題は狭小な調剤室と、24時間稼働させることができない経営規模である）。

　調剤を本業としてきた薬剤師は、このような技術革新に対して無力である。コストパフォーマンスの彼我の差はあまりにも大きく、計数調剤以外の機械で処理できないような「例外的な」調剤領域はごく限られている。

　かかりつけ薬局の機能を電子処方箋ネットワークが果たし、かかりつけ薬剤師の機能をデータセンターのシステム/エンジンが果たす。そして、調剤ロボットが調剤業務のほとんどをカバーできる時代に、薬剤師はどこに向かえば良いのだろうか？

4 人間として、知性を持つ者としての薬剤師

　わが家に NEST を設置した。NEST とは全自動のエアコン制御ができる従来のスイッチに代わるプロダクトである。iPhone と連動させてエアコンのオン/オフ、温度設定を遠隔操作できる。IoT のそれである。設置は YouTube を見て、わずか 10 分で完了した。電気屋に工事を依頼することもなく、amazon から送られて来たパッケージを開けて電源のスイッチを確認してすぐにできるのだ。また一つ職業が消えることになる。

　電子処方箋や調剤ロボットが導入されていく過程で、従来のままでは、薬局や薬剤師の社会的存在が危ぶまれることを述べてきた。

　たしか数年前に、オックスフォード大学の研究チームが「20 年以内になくなる職業」を発表して物議を醸したが、年々それが20年ではなく、もっと早い時期になくなる職業が増えるのではないかと言われ出している。あらゆるものがインターネットに繋がり、繋がることで機能がさらに増幅して威力を増すとも言われてきた。

　AI という言葉を医療の世界で聞いたのは 20 年ほど前のアメリカで、それは医師の診断プロトコルであった。開拓時代のアメリカ、当然医師は猛烈に不足している。1 人の医師の経験を多くの人々に利用してもらうことが求められ、医師もそれを使命としてきた。いわゆる情報の公開である。特に外科領域であれば、応急の処置が生死を決めるケースも数多くある。仄聞に

過ぎないが、アメリカ医師会は最初から個々の医師の経験を
データとして捉え、整理し、残してきたと言われている。医療
の経験は個人に属するのではなく、社会に属しているというの
である。

　もう一方で、医師のプロフェッショナリズムが非常に強くあ
る。難易度の高い医療への挑戦、新しい技術を受け入れる姿勢、
穏やかな延命よりも革新的治療。そのことの良し悪しや国民感
情の受容性は別にして、高度医療の高コストを容認させる代わ
りに、コモンディジーズ（Common Disease）は AI などを活用
することで PA（Physician Assistant）や NP（Nurse Practitio-
ner）に開放され、今や処方権の一部が薬剤師に開放される時代
になっている。

　件数では圧倒的に多いコモンディジーズを医師以外の職種に
開放したことは、マネージドケアが主流になってきた保険会社
にとっては歓迎すべき出来事であり、高度で高コストの医療の
発展に大きく寄与したといえるだろう。

　症状、検査値から類推される病名、この疾患に対してはどの
ような治療が望ましいか？　その国際的取り決めであるスタン
ダードなコード体系が WHO の ICD（International Classifica-
tion of Diseases）であり、現在は ICD 10 が主流となっている。

　ちなみに ICD 10 のコードは、アルファベットと数字の組み
合わせとなっており、U を除く 21 文字の大分類によって、
A00〜B99 が感染症・寄生虫症、C00〜D48 が新生物、D50〜
D58 が血液造血器疾患及び免疫機能改善、E00〜E98 が内分泌
栄養代謝疾患とされ、以下、精神と行動の障害、神経系の疾患、
眼及び付属器の疾患、耳及び付属器の疾患、循環器疾患、呼吸
器疾患、皮膚皮下組織疾患、筋骨格系結合組織疾患、腎尿路生

殖器疾患等々が続いている。

　15〜20年前のアメリカの医療機関、特に総合メディカルセンターの職員は、こぞってICDコードの勉強をしていた。複雑な医師の指示をICDコードでまとめる作業は、保険会社への請求根拠だけでなく、病院内の作業の標準化やデータベースの構築、他の医療機関との比較や医師間の比較を飛躍的に容易にした。この時代の医療機関での花形になるため、ほぼ全職種で取組んでいたことを記憶している。私の知人は、当時病院内の物品配送係であったが、ICDコードを最も早く習得したことで事務方トップに上り詰めた。そんなことを思い出す。このことは病院職員（事務方）と医師（医療従事者）の間に意思疎通がなければ成り立たず、この期間に医師を含む医療従事者と事務方の間のコミュニケーション障害は相当程度に改善されたと考えられる。また、共通の目標に全員で取り組むことの重要性が証明されているとも思う。医療の世界はセクショナリズムがいまだに横行している特殊な社会である。権威は大事だが、それは誰もが認める内的権威のことであって、肩書や資格を盾にする外的権威は、障害にしかならないということを知るべきである。
　こうした国際標準をリファレンスにすれば、医療AIはさらに確度の高いものになる。世界中が利用すれば人種を超えた莫大なデータが集まり…こう考えると、医療はAIの活用が最も期待される世界だと思うのは私だけだろうか？
　AIを活用するかしないかの決断は人間が行う。これは知性ある人間の領域である。人間の知性はAIを超えるものと確信している。しかし、知識の量では絶対に追いつかない。知識を経験に置き換えるなら、多くの先人の経験を私達一人ひとりが

できなくても、その経験と知識を知り、その上に自分で判断ができる世界を創造することは人類にとって非常に大きな意味を持つ。偏狭な非公開は、AI時代といわれる現代では否定すべきだと思う。

　では、この時代、あるいはこれからの時代に求められる薬剤師とはどのような姿であろうか？

　10年以上も前の幼稚な問いだが「薬剤師にカリスマ薬剤師がいないのは…紹介されないのはなぜだろうね？」といった話をよくした覚えがある。「カリスマ美容師」、「カリスマ販売員」などという言葉が世間を賑わしていた頃である。

　そんなこともあり、当時親しかった美容師に話を聞いてみた。「勤務時間は10：00〜20：00ですが、いくつかのシフトがあります。自分が出勤するのは基本8：00頃で、最終シフトで20：00に通常勤務が終わり、その後だいたい3時間は練習します。資格はみんな同じだけど、巧くなってたくさん指名を取りたいし、コンテストでも優勝したい。休日は髪を切らせてくれるモデルを探していますね」——競争、他の美容師と自分に対する競争——こんな環境だからこそカリスマが生まれるのだろうか？

　先述したように、日本の薬剤師登録者数は2014年で288,000人となっており、そのうち実働者数は272,000人である。これに対して人口が日本の3倍強のアメリカの場合、薬剤師の数を人口当たりでみると、日本にはアメリカの3倍程度の薬剤師がいることになる（アメリカの薬剤師数は280,000人で、薬局勤務者は180,000人）。こうした状況で競争はあるのだろうか？

競争を求めるような環境は存在するのだろうか？

　もちろん、競争の目的は患者への薬剤師としてのより良いサービスなのだが、それは決して画一的ではない。患者の病状や個性は多様であるのだから、「こんなサービス」を用意しておけば良いというものではあり得ない。ただ一つ言えるのは、「聞き上手」になることであろう。つまり、患者が求めているものを探し出すための柔軟な質問力である。

　ニコッと笑う——「あんたの笑顔良いね」——ここからも十分に始まる。「何故笑顔になれるのか？」——患者さんにまた会えて元気な姿が見られたから、初めての患者さんに会うことができたから、この薬局を選んでくれたから——他者との出会いは本当に有難い。偶然と必然が織りなすその出会いが、次のことを決める場合にも往々にしてある。だから出会いに畏怖し、感謝し、それを次に繋ぐために努力する。時代は、歴史はそのように紡がれてきたのではないだろうか？　人間の社会はそのように形成されてきたのではないだろうか？

　早朝、近所の Wilson Park をいつものウォーキングをしていた時、反対側から歩いて来た老夫婦、二人が支えあい微笑みながら歩いて来る姿を見て、私も思わず微笑んでしまった——"Thank you for your good smile." と言われてしまい驚いた。"Since you gave me wonderful smiles." 汗をかいていたけどハグしてしまった。"See you later." また会えるかどうかは分からない。ただ、私はここで彼らのことを記録している。彼らはランチの時に話題にするのだろうか——

　よく問題にされるのは薬剤師のコミュニケーション能力であ

る。こればかりは薬剤師免許を得ても別の世界である。「Grade 5 standard」という規格をご存知だろうか？　小学校5年生程度の言語力と知識や経験があれば理解できるよう、物事を説明するというものである。特に医療や医薬品に対するものではなく、消費者対象の多くの分野にこの規格があり、消費は消費者の納得と理解の上に成り立つという、アメリカの良心みたいなものである。

　一度、ある薬剤師グループと、汎用医薬品の説明をこの規格で挑戦したことがある。医薬品の前に病状、症状から始めてみたがこれが大変難しい。どうしても専門用語を使ってしまうのである。処方されている医薬品が、具体的にどの病状、症状にどのように効果を現すのかを説明しようとするのだが、処方医が説明したことと等しいかどうかで議論が尽きない。それなら処方医を入れてこの作業をと思ったが、両セクターを説得できず、いまだに宙に浮いたままである。

　この議論、検討を通じて一般的な薬剤師のコミュニケーション能力が、どうしても資格を超えた人間としての素質そのものにあることに改めて気づいた。そして、それを突破するには、気づいた薬剤師が自ら学ぶところからしか始まらない？？？

　薬剤師っぽくない薬剤師と時々出会う——代表的な人はK大学のK教授（女性）だろう。とにかく熱い。「未来をどうしたいのか？」がいつも明確で、そのために汗を流す。自ら取り組む姿勢を明確にすることで、彼女の後進は遅れまいと努力する。優れた経営者を彷彿させる。

　しかし、K教授と反対側にいる薬剤師がほとんどのように思う。規制を盾に職域を守ろうと汲々として、「調剤命」を貌に彫

り込んでいる人達のなんと多いことか！規制は守るのではなく、破っていくことによって職域が広がることに何故気づかないのだろうか？　マルチタレント、マルチライセンス薬剤師を何故目指さないのか？　もったいなくて仕方がない。ロボットによる人間よりもエラーの少ない調剤は、すでにアメリカの薬局の常識である。数を数えることなら間違いなくロボットの方が速くて正確である。「ロボットにできないことに取り組まないと…」という危機感が言われれば言われるほど、規制を盾にする。これは私のセミナー受講者の大半の反応である。

　そこにこんな情報が届いた。「ジャストシステム──薬剤師はAIに置き換わって欲しい：52.2％、置き換わって欲しくない：30.4％」（2017年6月23〜26日。調査はインターネットで15〜69歳の男女1,100人を対象）仮に残り20％弱の無回答者が、薬剤師がどんな機能を持っているかについて「無関心」ないしは「知らない」のだとすると、これは薬剤師が本気になって考えなくてはならない現実である。

　また、2017年7月15日の日経新聞では「高齢者の多剤投与防止へ適正使用ガイドラインを」として、厚生労働省有識者会議が、ようやく日本のDDI（Drug-Drug Interaction：医薬品相互作用）データの分析が不十分かつ不完全であることを認め、今後は巨大データを集めて、データベースの整備を行うということを伝えている。

　思い出すのはアメリカの医薬品産業調査の中で、この種の医薬品データベースを探していた時のことである（2004年か2005年頃のことである）。医療機関や薬局で、薬剤使用にあたって副作用や相互作用のチェックをしている時に、必ず使うデータ

ベースがあるというのだ。

　作成元はMedi Spanという企業。インディアナポリスに本社があるそうで、早速アポイントメントを取って企業訪問。「このデータベースは購入できるのか否か？」、「できる！」、「アップデートは年4回」——当時はCDによる情報提供であったが、交渉が成立し、日本へ持ち帰った。

　帰国して相互作用データの権威といわれる方々と会った。必ず出てきたのが（私はこちらの方は専門ではないので、医薬品の名前は忘れたが…）「じゃあ、○○と△△の相互作用を見せて」というリクエスト。件のデータベースで検索すると、何も回答が出てこない。「初歩中の初歩だよ。これじゃ使いものにならない」という相手の反応。最後と思って訪ねた「（相互作用データの）権威者」の前で思わず「これは人間に通常処方する薬剤ですか？」と聞いてみた。すると「薬物間の相互作用を見るための代表サンプルであって、人間には処方しない！」——衝撃だった。「すいません。このデータベースは、人間に通常処方した市販後情報のデータベースでして…」

　この後に知り合ったのが先ほど登場したK教授であった。彼女にデータベースの翻訳をお願いし、NHIグループの社長会を説得してMedi Span Japanを設立した。コンサルタント先のNECにも協力を求め（実は、NECとのコンサルティング契約は、私の最も古く、長いものであり、今日も契約は更新されている。この場を借りて感謝！）、ともかく会社は船出した。データベースの利用を拡げるために、当時流行りだしたコーヒーチェーン「ドトール」のコーヒー1杯分を1日の利用料に設定してハードルを下げた。しかし、市場は全くと言って良いほど反応しなかった。非常に熱心なNHIグループの医薬品卸企業の

4 人間として、知性を持つ者としての薬剤師

勤務薬剤師が、県薬剤師会、市薬剤師会を複数説得してくれたが、結果は思わしくなかった。途中、Medi Span は First Data Bank 社に買収されたが（この First Data Bank 社は、今もアメリカのみならず、世界のこの種のデータベースのリーディングカンパニーであり、保険会社の医薬品償還額を決める AWP、MAC を決定していることでも有名である）、関係は継続された。しかし、毎年のロイヤリティの負担にとうとう First Data Bank Japan は閉鎖されることとなり、断腸の思いで事業から撤退した。後日、韓国では薬局が政府保険機構に償還請求をする時、必ず First Data Bank のデータベースを使って患者に服薬指導をしたことが証明されない限り請求はできない！ということを知り、彼我の大きな差を感じるとともに無念が膨らんだ。私の力不足、努力不足を痛感した出来事であった。

「薬局、薬剤師が AI を使って」という言葉を聞くたびに、彼らが本気で AI を使う、使いこなす方向に向かせることが最も難しいだろうなと思ってしまう。

　求む革命児！

5 医薬品卸企業の再編

　私が日本の医薬品産業の周辺で仕事を始めた1975年頃、商業統計上の医薬品卸企業の数は2,500社を超えていたような記憶がある。それが1990年代には100社を切り、2013年の日本医薬品卸売業連合会（卸連合会）の発表によると、医薬品卸企業の本社数は85社となっている。1980年代中頃から始まった医薬品卸企業再編の結果である。奇跡的なのは企業倒産がほぼなかったことで、これはメーカーによるところが非常に大きかったのだろうと思う。

　おそらく唯一の倒産と言っても良いであろう白石医薬品興業株式会社（本社は名古屋）とは不思議な縁があった。先述したJMFが解散した直後、社長であった白石さんから、少しの間コンサルタントをやって欲しいというお申し出があり、名古屋と東京を往復した時期があった。白石さんは、私が今までに会ったことのないタイプの経営者で、複数の医薬品メーカーの個人大株主でもあった。また、この時、朝日新聞名古屋支社と関係ができ、朝日新聞の支援で愛知県の病院に対してアプローチしたことが病院経営コンサルタントを本格的に始めるきっかけとなった。

　コンサルタントを引き受けたまでは良かったが、会社が公表している売上規模と実際があまりにも違い過ぎ、当然ながら正確な数字を求めたところ、遠ざけられてしまった。結果として私は、病院経営コンサルタントを経験するという大きな副産物を持って東京に戻ったのであった。それから全日本病院協会の

当時の会長であった木下さんと知り合い、成城学園前の木下病院の再建に奔走していた時、かの白石医薬品興業が倒産というニュースを聞いた。その少し後、私より4〜5歳年長だった白石さんのご子息の訃報を聞いた。人柄の良い人だった――合掌。

　話を元に戻す。こうした医薬品卸企業の再編劇には、メーカーによる弱小卸の債権保全の色彩が濃くあったように思う。小型〜中型卸が大型卸の傘下に入ったことは、大型卸の規模こそさらに大きくしたが、古い体質やその時代の成功体験を引きずった管理職、経営陣が残ったことで、経営を一気に現代化させるところまでには至らず、例えば、現在の最大の問題である配送回数競争のような徒労に等しい競い合いが温存されたように見えてしまうのである。

　再編前の記憶だが「うちのAセールスは大したもんなんだ。病院の使用済み注射器なんかの廃棄物を率先して回収して、病院から高い評価を得て…」などと誇らしげに語る経営者もいた（そういえばこんな競争の果てに、どこかの海岸に医療廃棄物が投棄されて新聞沙汰になったなんて笑えない話もあった）。

　競争は自らの機能を高め、それが受益者にとっても、さまざまな改善につながり、結果として社会を豊かにしていくものでなければ、その産業の評価は高くならない。評価されなければ、将来にわたって必要な産業として生き残ることはできないと思うのだが、如何だろうか？

　今回のアメリカ出張中（2017年6月）、カリフォルニア州オレンジ郡にあるFountain Valley Regional メディカルセンターの薬剤部長であるJerry Borden（Pharm. D）さんに会って話

を聞くチャンスがあった。「うちのセンターは Amerisource Bergen がプライムホールセラーだが、購入額の97％以上が JIT（Just in Time、契約したスケジュールどおりと言う意味）で納入されているから安心して仕事ができる。卸のこの機能は素晴らしい、感謝しているし、尊敬している‼」──この表現！何が彼我の差になったのか？　つくづく考えさせられる。ルールを決め、お互いに守ること。それが信頼を生み、その継続が信頼を厚くする。我々は商取引の基本をもう一度考え直す必要はないのだろうか？　「30分以内に届けてくれ。できないなら取引停止だ！」と言うのはさすがに例外かもしれないが、多頻度配送の上にさらに急配が「無料で」行われている。そしてそれを始めた卸が今、それ自体に苦しんでいるのを見て、これは本質的に卸の問題なのか、顧客の問題なのか、産業の未成熟さがなした技なのか、理解に苦しんでいる。その背景には、卸の再編が産業の近代化、現代化を抜きにした別の目的で進められた不幸があるのでは？　と思うのは私だけであろうか？　もちろん、再編が医薬品卸企業同士の合目的で行われたケースはある。しかし、その場合、メーカーによって多くの制限が設けられてきたという事実も存在する。そこでは明らかな取引差別が公然と行われていたのだ。

　アメリカにおける独禁法の運用と、日本のそれはいくつかの点で大きく違う。その代表的なものが川上による川下支配である（アメリカはそれを認めない）。また、差別対価についても大きく異なっている。アメリカのそれは「同一業態内の差別対価を厳しく取締り、同一業態内で差別対価が行われた場合、すべての価格を最低価格に統一させる」としている。つまり、不用意にシェア獲得のため価格を引き下げることは、卸にとって命

5　医薬品卸企業の再編

取りになる。「競争のためのルール」が業界内の規範ではなく、独禁法に準拠して行われているのである。

　例えば、同じ形態の薬局で、一方が月商10億円、他方が月商1億円の場合を考えてみる。「大きくて、たくさん買うのだから、仕切り価格が安い」というのは、100m競争で小型薬局がルールどおり100m走らなければならないところ、大型薬局は90mしか走らなくて良いということと同じであり、不公平そのものである。しかし、月商10億円の薬局も月商1億円の薬局も経営努力をして、キャッシュフローを改善し、支払い期間を短縮できれば、その分の割戻が得られる。つまり、規模が効率を生むのではなく、経営努力が効率を生むわけである。独禁法の精神、いわゆる公正な競争の精神がそこにある。

　今、日本では物流問題が大きく取り上げられている。多頻度配送、不在時再送、再再送…過当な配送サービスが社会問題化し、このままでは物流業界の働き手が決定的に不足するとの予測の中で、過剰な配送サービスの是正、働き手確保のための待遇改善がようやく動き出してきた。

　水は水道から出た、それが水を買うようになった。お茶は水を沸騰させ、茶葉を入れて作った、それがお茶を買うようになった。水、お茶──飲み物は重く、運ぶのは大変である。そして、そんなニーズに応えたビジネスが生まれ、物流業は成長著しい産業になった。しかし、企業間の競争（価格、頻度、付加価値はより細かい時間帯設定）にルールがなかった結果が、現在の状況なのである。

　アメリカのamazonでも水は売っているが、大型量販店で買うより遥かに割高である。配送も目下のところ人力が大きく関

45

わる作業であり、重い水を運ぶのが困難な消費者向けでしかない。しかも日本と違い、配送先が不在の場合、玄関軒先に品物は放置される。再配達、再再配達などはないのである（特別に高い配送料を支払えば、手渡しによる配達が可能である。また、再配達はその申請が複雑であり、結局買いに行った方が安上がりで確実というのが現実である）。

　アメリカのネット販売は凄まじく成長している。デパートなどのネット販売を見て気づくのは、店頭より品揃えやサイズが豊富なことである。「これならデパートに行かないでネットで買うなぁ」と納得してしまう。しかも「ネットで注文 → デパートでの引き取り」といったことが選べる点、ドライブスルーを完備している点が最近のトレンドである（これは比較的高価な商品に限られているが、手渡しを約束する配達では配送料が高すぎ、再配達も依頼の手続きが複雑なため、デパートの新しいサービスとして登場した）。

　話が脇道にそれるのは私の常であるが、また卸の再編に話を戻す。

　産業の成熟度、あるいは現代化というのは、物流センターの自動化や精度、コンピュータシステムの利用のしやすさ、コールセンターの充実などのことだけではなく、「顧客との関係をどのように成熟させていくのかというプランがあったのかどうか？」が問われるのではないかと考える。医薬品卸企業は顧客ありきの産業のはずである。「顧客の繁栄を通じて卸の繁栄がある…」と言うのは、顧客支援の最も基礎となる哲学であろう。

　もちろんメーカーとの関係は大事である。取引メーカーが新製品をどんどん上市できれば、より多くの顧客が満足してくれ

る。しかし、いつの間にか卸の営業本部は、顧客ではなく、メーカーに重心を置いてきたのではないか？　と思うのは偏見だろうか？　興味深い事実は、卸に購買部、仕入部といわれる部署がいつの間にかなくなったことである（あるとしても発注業務が中心で、仕切価格の交渉をしている訳ではない）。時代は値引補償制度から仕切り価格制度に移って行くところであった。「利は元にあり」──古めかしいが事実であろう。その利の元、つまり、仕入れ価格の交渉はどこに置き去りにされたのか？

　突然思い出したのであるが、先述した卸グループのJMFには設立趣意書なるものがあった。その中の一行に「産業のため、個々企業のため」という文言があった。「産業を発展させる。その中で個々企業の発展がある」という趣旨だが、これにはかなりの議論があったように思う。ただ、今にして思うのは、この種の議論も何処かに置き去りにされ、産業の近代化、現代化の議論よりも、個々の企業による規模の追求がメーカーと歩調を一つにして進んで行ったということである。その是非を言う訳ではないし、言うつもりもないが、ここで私が好きな話──好対照ともいえる話──をしておきたい。

　銀座並木通り6丁目にある最中専門のお店、「空也」のことである。
　この数年は知らないが、店舗は私が知った時にはすでにビルになっていた。銀座並木通り6丁目で最中しか売っていないお店である。聞けば明治18（1885）年、上野池の端で創業したそうである。その後、戦災で店舗が焼失し、銀座に移ったということだが、店舗にショーウインドゥはなく、そこがお店だと気

づかない人の方が多いのではないかと思うような構えである。私が「空也」を初めて知った頃、最中1個の値段はたしか60円くらいだったと思う（30年経っても1個100円だと聞く）。

　完全予約制で1個60円とか100円の最中単品のみの販売。予約販売しかやっていないのに、閉店する17時前になると店の前に人が並ぶ。何かの理由で受け取りに来られなかった分を売り出すのだ。それもあっと言う間に完売──シャッターが下りる──お見事。予約分を製造して売り切る。原材料の値上げがあった時に、販売価格をささやかに上げる。

　医薬品の販売価格が何故下がるのか？　最大の理由は「製造過多」であると私は言い続けてきた。当然、反論されているが、不足気味になる医薬品、例えば大流行するインフルエンザの予防ワクチンは値引きするのか？　数量割当するほどのものを値引きして販売するのか？　という問いがある。また、「製造過多ではなく、不足してはいけない生命関連品だから余剰を作る」とも聞いたが、緊急に血圧降下剤が必要になる状況を私は想像できない。マラリアが突然発生した時、その治療薬を「万が一必要になる可能性を考えて、あえて製造していました」と言ったメーカーは何社あったのか？

　医薬品卸企業の側からなので流通問題と表現してきたが、薬価差を問題にして議論するのであれば、何故製造過多の問題をもっと正面から取り上げないのか？　過剰に製造した医薬品をプロモーションという形で販売しなければ利益を出せない仕切り価格、リベートのあり方、無理やり作ったとしか思えないアローワンス（Allowance）。議論すべきことはたくさんあるはずだが、それらがメーカー、卸の間でどれほど議論されているの

だろうか？　仕入部や購買部の復活が証になるのだろうか？

　そもそも論だが、Allowance は語源的には「引当金」とでも
いう意味があり、将来における特定の支出、損失に備えて計上
する見越し金額のことをいう。土木建築業界などでは、予期せ
ぬ自然災害などの発生を見込んで、その分を引当金として計上
する習慣があったが、広く一般消費財の販売という局面では、
メーカーなどが商品を販売してもらうために取引先に支払う協
賛金を意味している。また、Allowance はアメリカの商取引用
語に由来しており、商品を「販売してもらう」ために支払うも
のではあるが、日本のリベート（Rebate）とは全く異なる概念
であるといわれている。強いて言うなら Rebate とは、商品を
「取り扱ってもらったこと」に対して支払うものである。Allow-
ance がどのような取引先に対しても共通の支払い基準でオー
プンに支払われるのに対して、Rebate は明確な支払い基準がな
く、取引先に応じて設定され、支払いについてもオープンにさ
れていない。

　さらに日本の医薬品取引においては、仕切り価格＋Rebate に
よっても利益マイナスが常態化しており、Allowance でプラス
になるという事態となっている。この状況を公正取引委員会
は、厚生労働省は、メーカー、卸はどのように捉えているのだ
ろうか？　取引の根幹である価格をそれぞれの立場からしっか
りと議論し、わかりやすい体系にすることは、医療保険財政の
上に成り立っている業界として、一丁目一番地の議論であると
思う。

　業界の再編成の目的とは、企業数を減らすことではないし、
企業規模を大型化することでもない。産業の近代化、現代化こ

そがその目的であって、そうした環境に適応できない企業が消滅するのは、自然界の適者生存の法則と同様であろう。卸対顧客、卸対メーカーの関係を近代化、現代化することを目的にした再編活動が必要であるといえる。

6 Consultant Pharmacist.com

　このドットコムのドメインは私が所有している。構想については、有志の薬剤師を含む5〜6名のプロジェクトで議論を重ねてまとめたものである。

　きっかけは、当時（約10年前）、私に悪性リンパ腫なるガンが見つかり、約9ヵ月間、12回の抗ガン剤治療を行ったことにあった。プロジェクトのメンバーは、集まるたびに私を見て「本当にガンなんですか？」と冗談が出るほど見た目は元気であったが、おそらくそれは35歳から始めたジョギング、筋トレを続けてきた（その時点で24〜25年）結果であって、主治医からも「大きな筋肉という免疫力が、抗ガン剤の辛さに打ち勝ったね」と言われた。

　またまた余談だが、筋肉を維持すること、笑って暮らすことがガンの再発を防ぐと言われ、それを実行してきた。幸いにして治療プロトコルどおり、8回目の抗ガン剤でガンは消滅したものの、その後の4回（主治医に言わせれば「だめ押し」）が辛かった。ガンが消滅するまでは「ガンの消滅」という目的があったが、それが達成されるとモチベーションが維持できないのである。

　その頃、私は北里大学薬学部大学院で非常勤講師をしていたが、教室に通うのが辛かった。病院の匂いに負けそうになる——病院は私の職場であったにも拘らず——だ。病院経営をコンサルタントするのが私の仕事で、匂いなんて気にしたこともなかったのに、構内に入る手前で深呼吸して、気合を入れな

ければならない状態だった——「本当にガンだったんですよ（笑）」——

　さて、ガンの治療は東京女子医大の血液内科で受けた。主治医はM主任教授で、治療は3週間に1回、外来で行った。引越し魔である私は、当時、女子医大の近くに住んでおり、最初の数回の抗がん剤治療では入院を勧められたが、病室がなかなか空かなかったこともあり、外来治療を選んだ。病院までタクシーで15分以内ということが決断を後押ししたことは間違いない。血液内科といえば白血病の患者さんも多く、大半が色白で弱々しい雰囲気なのだが、その中で私は突出して日焼けしており、見た目も元気そうだから、その時のほとんどの患者さんは私を「本当にガンなんですか？」という目で見ていたのではないだろうか。

　治療しているうちに気づいたことがある。1回目の治療前にはいろいろな検査を行ったし、体重も計測した。しかし、その後は一度も抗ガン剤投与の前に体重を計ることはなかった。アメリカの抗ガン剤治療の常識「抗ガン剤治療は、非常に体重にディペンドする」という点で大きな疑問が残った。また、抗ガン剤治療は薬物療法そのものなのであるが、治療中一度も薬剤師とは会うことがなかった。これはこの病院固有のことなのだろうか？——その後、ガンの再発もなく、確かめてはいないのだが…。

　「病院薬剤師になりたい。医師の処方意図がすぐ側で見られるし、聞けるから」——しかし、患者がいて薬物療法を受けているのに、患者に接しないのは何故だろう。そこで、薬剤師の

知識レベルを補完し、自分が経験しなくても、他の薬剤師の経験を共有できるような、そして、自由に疑問を投げかけたり、「私はこう思う〜」、「私の経験ではこんなことがあった〜」というような、薬剤師全体が利用しやすく、使い勝手の良いネットワークサービスがあったらどうだろうと考え、Consultant Pharmacist.com 構想の検討が始まった。

アメリカでは、いわゆる調剤を主たる業務にする薬剤師（と言っても、彼らの業務は監査が主体で、直接医薬品に触れることはほとんどない。医薬品を扱うのは、計数調剤ロボット、薬局テクニシャンである）と、患者とのコミュニケーションをベースにして、処方医や保険とコミュニケーションする業務を主とする薬剤師（コンサルタントファーマシスト（Consultant Pharmacist））に大きく分かれている。最近は、これらに加えて特別な Certification を持った公認のスペシャリティファーマシストもいる。

コンサルタントファーマシストの業務は、高額な薬物療法を受けている患者、慢性疾患で長期の処方が続いている患者に対して、テキストメッセージ、SNS、電話などを通じて服薬状況、処方設計、患者の訴えなどを聞き出し、適宜処方医や保険会社にフィードバックして、よりコストエフェクティブな薬物療法を目指すというものである（主に保険会社との契約で行っている）。例えば、数百人規模の糖尿病患者のグループを担当した場合、こうしたコミュニケーションを行うことで患者間の差を見つけ出して分析し、最適と思われる指導を実施する。当然ながら学会も存在するが、この学会に参加した時の驚きは、いわゆる全く薬臭くない議論ばかりであったことだろう。コミュニケーション・スキル、心理学、精神分析、これらを薬剤師がマ

ルチタレントとして実践していたのである。

　近年のアメリカの薬局（卸もそうだが）は、各種の SNS で消費者とコミュニケーションラインをオープンにしている。これは 24h/7 day であって、いつでも患者は薬局、薬剤師にアクセス可能で、電話にはない強みが利用されている。患者からの問合せは種々雑多であるから、AI で対応可能なことは AI が行い、薬剤師が専門的知識で答えなくてはならないものは薬剤師が行うが、この時に威力を発揮するのが、先述した ICD コードである。標準化されたデータがあれば瞬時に AI が回答できるので、薬剤師が対応することは極めて限られてくる。

　そんな構想が、NEC と私の共同作業によって次頁の資料に示したような形でまとまった。まだ AI が具体的にイメージされていない時にまとめたものだが、今ならどれを AI でカバーできるかを考えて読んで欲しい。私はこれから先のコンサルタント人生を、この一点に捧げてでも実現したいと思っている。

資料　Consultant Pharmacist.com の概念

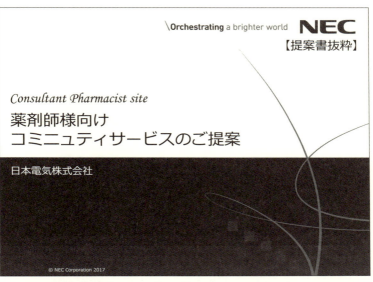

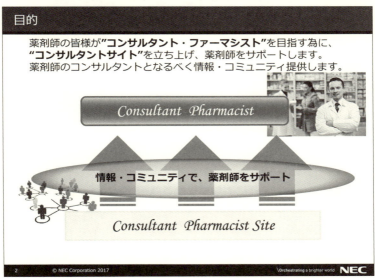

薬剤師の課題

２０１６年度診療報酬改定により薬剤師に求められる役割、意義が変わります。

今までの薬剤師
- 処方せん起点の服薬指導
- 特定の医療機関が発行した処方せんが中心（診療科に偏り）
- 役割が限定的であり一定のスキルで業務従事

これからの薬剤師
- 患者起点の健康をトータルでサポート（健康相談、OTC、健康食品）
- 患者が受診した全医療機関、疾病の相談対応
- 患者とのコミュニケーション、健康情報の知識習得が重要

Consultant Pharmacist

大きな変革

本サイトの狙い

1. かかりつけ薬剤師となるために必要な情報を薬剤師へ提供
2. 個々の薬剤師が持つ知識、スキルを共有化することで知識レベルを平準化
3. 資格取得、知識向上のためのコンテンツを掲載し薬剤師のスキルアップを支援

患者の健康をトータルでサポート
患者により頼られる薬剤師へ

Consultant Pharmacist

6 Consultant Pharmacist.com

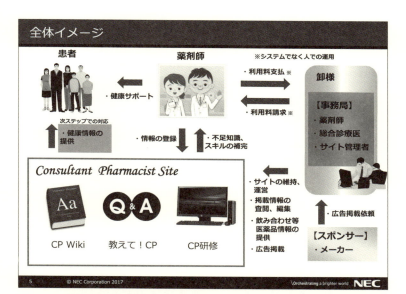

提供機能・情報（コンテンツ）

1．CP Wiki
・薬剤師向けの百科事典。（Wikipediaのような）
・薬剤師が自分の持つ知識、スキルをサイトへ登録し会員で共有する。
・一般会員は投稿権限のみ持ち、情報は即時反映されない。
　編集権限を持つマスターファーマシストが内容をチェックしサイトへ反映させる。
・一般会員は有償とし、マスターファーマシストは無償とする。
・ポイント制を導入し、被閲覧回数が多い情報を投稿した薬剤師、「いいね」をチェックした薬剤師にはポイントが加算される。ポイントに応じ会費が変動する。

※次ステップとして、動画の投稿も可能とし、板書しながらの説明なども投稿、閲覧できる。

2．教えて！CP
・薬剤師間のQ&Aサイト。
・カテゴリ毎に分類し、各カテゴリで優先回答者をあらかじめ設定しておく。
　回答速度を上げる、未回答のまま放置しない、運用方針とする。
・Q&Aのやり取りはナレッジ化し検索が可能とする。
　また、本ナレッジから「CP Wiki」へ展開し、連動して情報強化を行う。

3．CP研修
・薬剤師に必要な資格、スキルに関する研修をEラーニングで配信する。
・会員薬剤師が自身で行った講習の動画をアップロード出来るようにする。
・コンテンツは卸様（事務局）で用意する。

CP Wiki（百科辞典機能）

・マスターファーマシストはサイト内の情報を自由に編集可能
・一般薬剤師は情報を投稿、編集するとマスターファーマシストにメール通知があり、査閲した上でサイトに反映
・閲覧された回数、「いいね」をクリックされた回数を評価して集計

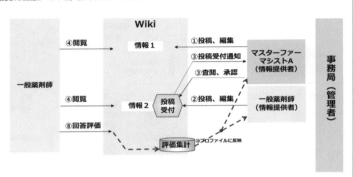

教えて！ＣＰ（Q&A機能）

・質問が投稿されると、回答すべき人を自動判定し、優先要回答メール通知を行う
・優先回答者が回答できない内容、または回答できない状態の場合、パスメールを発行すると、次の優先者を検索して通知
・回答速度を早めるため、時間内に回答が無い場合、回答催促メール通知機能を設ける
・一般薬剤師（協力的な薬剤師）も回答可能。回答は事務局も含め、複数回答可能。質問者とのやり取りも行う。
・完了した質問に対して事務局側にてカテゴリ分類、キーワード登録、不要回答等の削除を行い、ナレッジ化を行う。
・過去のＱ＆Ａをカテゴリから、またはキーワードで検索可能とし、ナレッジ化されたものを優先ＨＩＴするようにする。

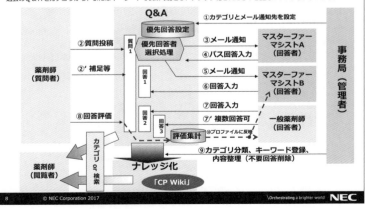

6 Consultant Pharmacist.com

ポイント管理

■ ポイント機能を設けて、サイトを活性化させ集客力を高める

ポイント案

・登録される情報や回答に応じてポイントを付加
　情報登録（2点）⇒採用、公開（5点）
　回答（2点）　　⇒ベストアンサー（5点）　など

ポイント活用

・ポイントを集計し、ランキングとして発表
　コンテンツごとに毎週集計
　コンテンツごとのランキング、総合ランキングを発表
・累計ポイントに応じてレベル分けを実施
　高レベルになれば利用料免除などの特典（一定期間免除など）
　一定のレベルからマスターファーマシストとしてサイト運営に参画

会員管理

・非会員がオンラインサインアップサイトに参加申し込みを行う
・申請があったことを事務局へメール通知
・事務局は審査を行い、承認・否認を決める
・承認された場合、申請者にメール通知される
　また、承認データは、サイトに連携され、ログイン可能状態となる

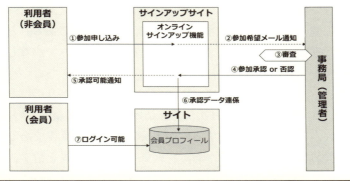

7 病院経営〜コンサルタントの役割

　医業収入は、患者数に患者 1 人当たり単価を乗じたものの積でしかない。そして単価は診療報酬、その他公定価格によって制限を受ける。したがって、医業経営の着目点は患者数となり、如何に多くの患者を集めることができるかに尽きることとなる。

　もちろんこれは、日本の医療保険制度上の取り決めである出来高払い制度での話である。その一方、病院経営コンサルタントをやっている中で、患者 1 人当たりの単価を精査した時、ほぼ同一の疾病や症状で、性別、年齢も大きく変わらないレセプト明細において、何故か請求額がばらついているケースによく出くわした。もし、高額な診療内容にすべて揃えることができれば、医業収入は大きく上昇するはずであるとの考えから、予算制度の導入を計ったことがある。予算制度を運用していく大前提は、日次決算である。医療の現場では、使用された医療材料、医薬品などの伝票上の処理は、ほとんどすべてリアルタイムに近い処理が行われているが、問題はそれらの入力のすべてを、入院、外来も含めて当日処理ができるか否かである。ところが管理部門には既成概念があって、収入を見込みで決算しても意味がない、あるいは後で再入力する手間を惜しむという面がある。特に労災や交通事故などは、収入の確定が月半ばを過ぎないとできないため、日次決算を妨げる理由にもなっている。

　何故、日次決算に挑戦するのか？　この命題は重要である。医療機関には社会的使命がある。病気を治す、怪我を治す、生命の誕生を助け、そして生命の終焉に立ち会う。病院の発生過

程は、西洋においては教会、修道院であったという事実——すなわち身体の病、怪我だけでなく、その治癒を通じて心まで健全にしたいという神からの信託を受けていたのである。病院を成長させ、さらに大きくかつ広く地域に貢献できるようにするためには、現代社会においては経営を抜きに考えることはできない。私は経営努力こそが社会的使命を果たすための手段だということを何度も何度も繰り返し伝える。この伝票処理が、新しい病院を作っていくんだということを伝える——ちょうどドラッカーが、教会の舗道の石畳を修理していた石工に何をしているのかと尋ねた時、石工の「私は教会を造っています」という答えに、「長く人々を救ってきた教会の使命に石工も参加しているのだ」と感銘を受けたように——。

　私達には一人ひとりに社会的使命がある。医師には医師の、薬剤師には薬剤師の、看護師には看護師の——そして一番隅っこかもしれないが、コンサルタントにはコンサルタントの——そして、その使命を果たすことを目的に皆が共同作業に取り組むことを決めた時、実は病院経営は生まれ変わる。コンサルタントはそこに到達するまでを、さまざまな角度、方向から問題提起し、いわば問題解決グループの作業を見守ることでモチベーションが下がらないように誘導するだけである。

　日次決算が動き出した。毎朝、前日までの実績が経営陣をはじめ、すべての部門に配布される。予算と比較した進捗率が一目瞭然となる。それぞれの部門が、今日は何をしなくてはならないのか、それが強い問題意識になるまでこの状態が繰り返される。なお、私のやり方は非指示的方法であり（コンサルタントはいつか去る者である）、主役は病院職員である。彼らが問題意識を持って、問題解決グループとして自発的に活動する環境

を整えることがすべてである。

　非常に興味深いことは、時々出会う能力の高い医師兼経営者である。彼らは臨床の達人でもあるため、刻一刻の経営の変化にあまりにも敏感であり過ぎ、意思決定を刻々と変えることが多い。過ちを正すのではなく、細かな変化に過剰反応するのだ。これでは部下が育たない。経営者の顔色を伺う人たちが増え、組織は使命を見失い、内向き志向になる。

　病院の側に立って医薬品卸企業を見ることができたのは、非常に大きな経験であった。病院を訪れる卸の大半の人たちは「木を見て森を見ない」典型である。つまり、自分の用向きの担当者に会うことが最終目標で、病院全体を俯瞰すること、各現場で今何が起きているのかを把握すること、患者の集まり具合、病院職員と患者の関係などなど、そのような面は全くと言って良いほど見ていない。

　卸の営業は「ルートセールス」という、毎日の訪問コースや順番を決めて行動する場合が多い。例えば、病院訪問時に待合室に何人患者がいるのかを見るとしても、時間は数分もかからない。これを記録し、時系列に並べれば、それは立派な情報である。「この患者数が多い病院はどこだい？」という質問が病院管理者から出たら、「お願いする営業」から「質問を受ける営業」に変われるのだ。そのチャンスを何故利用しないのか？

　「病院名は出せませんが、このような病院で、私が感じている雰囲気は…」、「じゃあ、うちの雰囲気はどうかな？」、「率直に感じたままですが…」こういう会話が卸営業と病院管理者との間で行われるようになれば、相互の関係は変わる。いや、大きく変わると思うのだ。よく私は冗談を飛ばすが「もし、こんな

卸営業が出て来たら、私の仕事はなくなるね。出て来ないお陰でコンサルタントをやっていられる…」

　病院のコンサルタントとして非常に大事だと思うのは、普段、病院職員が当たり前だと思っていることが、実は一般的には当たり前ではないことを彼らに気づかせることだろう。そのためには「なぜ？」という質問が必要である。「ずっとこうやって来ましたから…」という回答には多くの改善点が含まれている。すかさず私は「あなたはこのやり方をどう思っているの？」と聞く。考えないと出て来ない場合もあるが、大半は「こうしたら良いのでは？」という、その人なりの回答を持っている。そこで、その人が考える改善案を皆で議論する。コンサルタントの特権は、このような検討会を設置してもらえるところにある。こうしたことが組織横断で実行できるかどうか、それは経営者の力量である。過去には医師に遠慮して、医師抜きでやったことも多かった。そうなると、意見が言いやすい空気は良いのだが、最後に誰が医局に伝えるのかが問題になり、コンサルタントが伝達役にならざるをえないこともあった。これではコンサルタントが去った後、組織運営は元に戻ってしまうだろう。そしてそのような例を私は多数経験してきた。
　コンサルタントは主役ではなく、触媒に過ぎない。本当の改善、改革は、永続的に「改善や改革」が「その場所」で行われ続けることであって、その場限りでは決してないのだ。私も含め、コンサルタントは「先生」と持ち上げられることが時々ある。しかし、それは呼びやすい「通称」みたいなものであって、気分まで先生になってはいけない。決していけない。

8 追憶〜思い出の医薬品卸企業の人たち

　——実名はまずいかなぁと思いつつ、まぁ、逸話に事欠かない人たちだから、業界関係者なら大体想像できてしまうだろう。しかし、一応アルファベットで…順序については特に意味はない——

◆Wさん

　お会いできるまで3日がかりだった。私が仕事を始めて1年ほど経った頃だった。

　駆け出しコンサルタントの私の取引相手は、当然ながら皆さん経営者であって、多くの経験を積んでおられる方ばかり…私は「モノ」が言えない大きな壁にぶつかっていた。

　「それはあんたの妄想です」とWさん。「誰も『私』のことなど気にかけたりしていませんよ。相手にされていないんですよ…」腑に落ちた。自意識過剰の私。

　「参加」を学びなさい。「参加」、当時の西ドイツ、産業民主主義、経営参加法の成立。東西分断のドイツのもがきと統一への希望。あの時書いた「西方見聞録」探してみようかしら??

　これまで多くの師との出会いがあったが、根本を揺さぶられ、私の目を覚ましてくれた。お亡くなりになられた後、ご自宅を訪ねた時、Wさんの笑顔の写真があり、勧められるままに写真を背にして座ったら、「そこへ座ったの、あんたが初めて…」と奥様。私には非礼という気持ちは微塵もなく、背

中からどやしつけられて本望といった気持ちだった。その後も奥様とは何度となく街へランチに行く関係であった。思えば奥様の存在がWさんだったのかなとも思っている――瞑目。

　もう一つWさんが「学びなさい」と言って紹介してくれたのが、先ほど少し触れた西覚寺住職・高原覚正先生。「信仰しないまま仏教は学べますか？」極めて無礼な私の質問に、「学べます」と答えてくれた。高原先生に同道させていただき、仏教とキリスト教の出会い、仏教と経営の出会いなどなど、語り尽くせない経験をさせていただいた。その何分の一でも社会に還元させたいとの思いは今も変わらない（巻末に高原先生と私の対談――高原先生が主宰されていた雑誌「願海」に掲載――を再掲した。転載のお願いをしたところ、現住職の高原弘賢氏から「お役に立てるならどうぞ」とお許しを得た。感謝）。

◆Mさん

　猛烈な勉強家。企業経営者がこんなに勉強するものなのかを見せていただいた。博学で博識、そして能弁家。話が止まらない。新幹線で大阪にご一緒した時、東京駅で座ってから新大阪到着30秒前までセールス日報を読み、赤鉛筆でコメントを書いていた。社長直筆の日報が返って来たら、セールスはどう思ったんだろう？　すべてが社員を育てるための行動に結びついていた。社員の成長が会社の成長。これは今も変わらないと思う。

　全くの私事であるが、私の最初の結婚式で主賓をお願いしたところ、挨拶が約１時間！司会者も業界関係者であったた

め、止めることもできず…。たまたま会場がいつもお世話に
なっていた会館であり、夜の部でもあったので「どうぞご遠
慮なく」ということでお開きは大幅遅延。挨拶に立ったMさ
んの最初の言葉「今日この挨拶をするにあたって、朝から藤
長が書いた今までのレポートを全部読み返した…」——脱帽。

◆Yさん

　私が卸グループJMFを解散したその夜、Yさんのご子息
（Yさん Junior）と会い、食事をさせていただいた。数年後、
私が病院経営コンサルタントとして働いていた時、Yさん
Junior のご紹介でYさんとお会いした。身体も心も大きな人
だった。医薬品卸企業とかO県とかいう限定された枠を遥か
に超え、流通業、消費者、東アジア経済圏を語るその姿は、
それまでもその後も医薬品産業界の中でまさに傑出した人物
であった。Yさんのご紹介で、私は医薬品卸企業のグループ
であるNHIの事務局長を引き受けた。もちろんコンサルタン
トとしてである。

　私が事務所にいると、Yさんが毎月のように上京したつい
でに事務所に立ち寄られた。実に天下国家論であった。その
一方で、Yさん Junior のことをいつも話され、意見を求めら
れた。他人にはどう見えるかを求めておられたのだろう。

　ある日、ゴルフに誘われた。Yさんの部下たちも一緒に1
番のティーグラウンド。1番手の部下の第1打は見事なドラ
イバーショットだった。「仕事しとらんな！」2番手の部下の
ドライバーショットは左に大きく曲がり木の根っこへ。「お
前は仕事しとるな！」——その日の結果は想像どおりであっ
た——磊落。

66

8 追憶～思い出の医薬品卸企業の人たち

◆Nさん

先に登場したYさんに誘われ、私がNHI事務局長を引き受けた時の社長を務めておられた——K社社長。

NHIは、その収入を会員企業13社からの会費に頼る貧乏な会社で、私は当初K社ともコンサルティング契約をさせていただき、K社がNHIの代わりに私に報酬を支払うという変則な関係であった。

「お前がしたいように」と言うNさん。営業部会ではメーカーに対して共同販促を呼びかけ、プロモーションの成果で特別なリベートを獲得する仕組みを作った。また、Yさん Junior（先述）が座長を務めていたシステム部会では、まさに規制緩和がなった郵政事業法に基づき、メーカーに参加を呼びかけ、医薬品業界で進めたJD NETに先駆けてNHI VANを立ち上げた。

「販売データは誰のものか？」という議論——メーカーが「釣り人」で、卸は「魚」という暗黙の了解があった当時の医薬品産業の中で、卸が「釣り人」になるのは至難の技だった。「わが社はNHIを認知していない！」と言うメーカーもあった。Nさんはいつも「お前が思ったとおりに！」のスタンスを崩さずにいてくれた。

時は移り、卸再編成の時代を経て、NHIは内部の再編成と外部へのM＆Aによって大型化し、通過するデータ量は飛躍的に増大していった。円に満たない単位利益をデータ量で稼ぐという、まさにデータビジネス業界の先駆者になれた（？）のだ。もし、NHI各社の当時の経営者の頭がもう少し柔らかければ…やめよう「タラ」、「レバ」は。

ある日、Nさんが卸連合会を代表して台湾へ、私にも「国

民皆保険制度の中の薬価制度と卸経営について話に行くので
ついて来い」と言う命令。親しいＩさん、Ｆさんもご一緒。
たしか当時の亜東親善協会に行き、さまざまな手続きをし
た。実は初めての台湾、台北空港に着いた我々４人、フィン
ガーが出る前に「こちらへ」と呼ばれる。タラップから機外
に出ると、物々しい黒塗りの大型車が２台。分乗するやパト
カーに先導され市内まで一直線。国賓待遇に驚き。衛生処（い
わゆる厚生省）で会った薬務局長はハーバード卒のエリート
女性。みんな緊張。用意してきた資料で日本の薬価制度と卸
経営をプレゼンした。厳しい質問もあった（卸の利益につい
ては特に）。当時の台湾の医薬品流通はメーカー別、地域別の
卸乱立状態。その中で卸再編のビジョンについても議論。こ
の日のことはパトカー先導もあって克明に記憶している。後
日、アジア最大の医薬品流通企業だったズーリックからイン
タビューを受けた時のテーマが台湾だったのも巡り合わせだ
ろうと思う。

　台湾の料理の美味さには驚いた。ゴルフではキャディーが
私の悪いライのボールを足で蹴って出してくれたことも。

　全部Ｎさんとの思い出。NHIを一緒に作らせていただいた
時間の質量からすれば、ここに書いたことは足しにもならな
い。

　「おい藤長、おめえよ、思ったとおりにやっていいんだ
よ」──喪失。

◆Ｓさん

　個人的には最も濃密な時間を過ごした人。私がコンサルタ
ントの訓練生だった頃、時折私のコンサルタントの先生（先

ほども登場した佐藤先生）を訪ねて来られた記憶がある。

　十数年後、突然Sさんの秘書から電話があり、「1月某日の〇時〇分発の新幹線に乗ってください。〇号車〇番でSが待っています」——会った瞬間からS市にある病院の話になった。T大学の教育関連病院、脳神経外科では素晴らしい実績があるが赤字続き。理事会は財界の錚々たるメンバー。医師は充足している。赤字になるのが難しいほどの環境だ。到着後、病院に直行。紹介され、常務理事を名乗るご老体と面談。「誰も責任を持って経営していない」——責任を持って経営する体制作りに着手。ここでも経営の王道たる予算制度、日次決算、差異の追求。

　責任がはっきりしてくれば、後は集客力。医療技術レベルが高いのだから、それで集客の目玉を作るだけである。脳ドック。「経営者の皆さん、脳疾患は、いつの間にか経営判断を狂わせるおそれがありますよ。しっかり脳の検査を」と呼びかけたところ、列をなした。

　この頃の理事長院長「経営って面白いですなあ、ファファファ…」

　Sさんに連れられ、多くの病院を回っていた頃、S市滞在が多くなり、ホテル住まいが窮屈で「市内にワンルームを借りようかな」が引き金で、郊外に一軒家を持つハメに。「これに印鑑を」——銀行からの借入れ——「ままよ」と押印。その後バブルが破裂——後は推して知るべし。

　Sさん、ゴルフはエイジシュートをやるほどの腕前。ある時、古傷の脚の手術をして、ほぼ回復したから暖かい場所でリハビリということになり、Sさん所有のマウイ島ワイレアの別荘へ同行。この前後にも例年1月にマウイ島にご一緒さ

せていただいた。私が冗談で、日焼けした後に「マウイアン」と自称するのは実にＳさんのおかげである。私にとってマウイ島は、拠点のあるカリフォルニアよりも第２の故郷感がある。これもすべてＳさんと過ごした素晴らしい時間のお陰である。

　そのリハビリの最中、６ヵ月ぶりのゴルフにお付き合いさせていただいた。１番ティーグラウンド——Ｓさんが震えている。二度、三度と仕切り直し——歴何十年のＳさんが、である。感動した——その初心、仕事への情熱にも通じるものだ。

　食事の時「美味しいね、本当に美味しい」——いつもどんな時も、どんなものにも前向きと言ってしまえば簡単過ぎる。

　「藤長青年！」と、あと少し呼んでもらいたかった——嗚呼。

　——まだまだ書きたい人たちがいる。しかし、皆さんまだ現役。支障が多すぎて書けないのが残念である。そして思う。私はなんと出会いに恵まれた人生を送ってきたのだろうと、なんと多くの人達に支えられてきたのだろうと——

9 ガンからの生還

　ガンを患って生還できた人達が「ガンが人生を変えた…」と言うことがあるが、それは私にとっても全く同感である。

　57歳で初めての長男を授かった。2006年12月10日、カリフォルニア州トーランス市 Providence Little Company of Mary 病院。実は子供は3人目だったが、初めて出産に立ち会った。

　その1年後、ガンが見つかった。朝、なんだか腰に鈍痛を感じ、主治医であるT医師のところへ。レントゲンを撮ると、大動脈左側にわずかな白い点があるとの指摘——大動脈瘤の可能性。造影剤を入れ再撮影——何も出ない。大動脈瘤ではない。MRIを予約し、翌日MRI専門クリニックへ——リンパ腫の可能性の指摘。すぐに紹介を受け、東京女子医大へ——M主任教授の診察——M主任教授は翌日から1週間、血液内科学会でフロリダ出張。絶妙のタイミングで生検のための外科手術。結果はM主任教授の帰国の翌日という。

　MRIが発見したのは腹部のリンパ腫だけでなく、実は左側鼠蹊部にも同様のものがあった。幸運にも生検の外科手術は単純なものだという——部分麻酔を受け、手術開始。耳は完全に活きているので、医師と看護師の会話はすべて聞こえた。「大きいな。赤ちゃんの足の大きさだ」——そんなものが鼠蹊部に潜んでいたなんて…。

　で、思い出した。実は私は35歳の時、なんと110キロの肥満

であった。当時、朝日新聞社事業開発室が手がけていた「ホームドクター」という健康雑誌があり、そこが若手医療コンサルタントの私（といっても身分はコンサルタント心得程度）の売り出しを手助けしてくれたのだろうと思うが、慈恵医科大学の阿部学長という大物との対談を仕掛けてくれた。対談の内容はさておき、終了後に阿部学長から「大きいね、君」、「できたばかりのスポーツ管理課に来てみないか？」とのお誘いを受け、その時に肥満がいかに多くの問題があるのかを叩き込まれ、運動のメニューと食事の摂り方を指導された。また、毎月1回記録を持参し、さらに指導を受けるという約束になった。

　私は親しい人たちに「減量のため、今後1年間は断酒します」と伝え、帰宅後19時前に野菜中心の軽めの食事を摂り、毎晩21時過ぎに車で計測した5キロのジョギングを始めた。忘れもしない35歳の誕生日——6月24日からである。梅雨末期、夏の到来、盛夏。始めて2ヵ月ちょっと経っても体重は誤差の範囲でしか減らない。何度も凹みそうになったが、丸3ヵ月経って、足元に虫の音色が濃くなった頃から、急カーブで体重は減り出した。当時住んでいたのは横浜郊外の泉区弥生台——家を出ていきなり800メートル強の上り坂。これを一気に走って登れるようになったのも、5キロを最後まで歩かず、余裕で帰って来られるようになったのも、3ヵ月経った頃だった。

　体重が90キロを切った頃、「顔色悪いけど、体調は大丈夫なの？」とよく聞かれた。どんどん身軽になり、ジョギングも5キロから7キロ、10キロへと距離を伸ばしていき、30キロを走るまでになった。私のジョギングは、例えば20キロなら車で20キロ先まで送ってもらい、そこから家に帰って来るというやり方で、途中で挫けようが歩いてでも家にたどり着くことにし

ていた。そして、ついに 30 キロランに挑戦した。初レースは青梅 30 キロ——15 キロ上って、15 キロ下る。往路の途中、テレビで観たことのあるマラソン選手とすれ違う。若い人は知らないが「靴脱げちゃいました」で有名になった谷口浩美選手。こんな人たちと同じレースを走っている——ちょっとした感動であった。

　閑話休題。ちょうどマラソンに打ち込んでいた 37、38 歳の頃、左側鼠蹊部に小さな突起物を見つけた。痛くもなく、それ以上大きくもならず…なんだろう？　と思いつつもいつか忘れるほどのものだったそれが、実は原発巣だったなんて…。そしてこれは、私の母の卵巣腫瘍の時と同じでもあった。母の卵巣腫瘍はおそらく 50 歳代半ばで発症したが、超遅効性で、20 年経ってほぼ軽石状態になり、その硬くなった古い腫瘍が内蔵のどこかに当たって痛みを感じていたのであった。医師は「放置しましょう」ということで、結果、母は 90 歳で天寿を全うした。

　超遅効性…平たく言えば「鈍感」——鈍い——母の DNA を引き継ぎ、私も鈍感だったんだ。違うのは 20 年経って、左側鼠蹊部の原発巣からジワリと動き出したリンパ腫が、腹部動脈のところへ移動したことだけ…。

　長男は 1 歳になったばかりで、もし悪性であった場合どうするか…。鈍感な私もさすがに考え込んだ。生検後 1 週間経ち、主治医の M 主任教授が帰国。その翌日、生検の結果を聞きに行った。「悪性リンパ腫、ホジキン病」との診断だった。一瞬息が止まり、12 月なのに汗が出た。覚悟はしていたが耳の奥に医師の声が残った——「ホジキンは日本人の症例は少ないけど、

外国ではリンパ腫の中では最も多くて、治療のプロトコルもかなり確立しているから。日本人に多い非ホジキンだったら、その中にたくさんの変型があるので、それを特定するまでが大変なの。だから運が良かったと思いなさい。それから民間療法に行かないと約束しなさい。私が絶対治してあげるから」——M主任教授の言葉は力強かった。

　抗ガン剤治療は3週間に1回の計12回、治療の1週間前に白血球検査——この時家に帰って家内と約束した。「弱音は吐かない、笑って暮らす、特別扱いしない、ワインだって少しは飲むよ。治療後、少しはきつい日もあるだろうけど、一緒に散歩は付き合って」——2008年1月のことだった。

　M主任教授から「飛行機や新幹線での出張は控えなさい」とは言われたが、仕事を止められた訳ではない。極力普段どおりの毎日を送った——私はやはり鈍感だった。当初は入院を勧められたが、外来で治療を開始。病院に着いて軽く朝食を摂るのも平気だったが、それが4回目からダメになった。病院の匂いに負け始めたのだ——病院の経営コンサルタントとして数百軒の病院で仕事をしてきたにも拘らず、だ。それが昂じると病院を想像するだけで気分が悪くなることもあった——抗ガン剤が鈍感な私を普通にしたのかしらん？

　開き直った訳ではない。「覚悟した」というのが本当のところである。だから、悪性リンパ腫について絶対ネット検索はしないと決めた。他者は他者、自分は自分。私が今までやってきたようにこれからも生き続けよう、急に祈ったり、信心深くなった「ふり」もやめよう。しかし、今、ここに生きていることに感謝しよう、今、生きているからこそできることを全力でやろ

うと思った。

　息子が今年の12月で11歳になるから、あれから10年——治療が終わってもうすぐ9年。定期健診のたびにちょっとドキドキするが、今、目の前にあることに全力で取り組む姿勢は変えたつもりはない。どんなことでも、誰からでも、求められたらそれが自分の使命だと思って取り組んできた。考えたこと、思ったこと、感じたことをできるだけストレートに伝えよう——それが紛れもない「私」なんだから。

　おかげさまで今日も生きている、今日も仕事ができる——この心境だけはガンになる前と決定的に違う。

10 アメリカ進出〜終章に代えて

　個人事業主——青色申告者であった私が「会社を作るなら思い切ってアメリカに」と思い立ったのは40歳を過ぎた頃で、当初はただの夢みたいな話だった。

　仕事を始めて最初に渡米したのは1989年のこと——食うや食わずの貧乏コンサルタントであったが、当時耳にしたメールオーダー薬局をこの目で確かめたいと思い、ニュージャージー州にあった設立間もないMEDCO（MEDCO COST CONTAINMENT）社を訪ねた。全くつてもなく、取りつく島もないけれど、なんとかなるさ精神で飛び込んでみたら幸運が待っていた。最初に会った担当者に日本経験があり（ボストンコンサルティングにいた頃、大阪ガスの調査をしていた）、突然訪れた変わり者の私を歓待してくれた。当時のMEDCO社は年商40ミリオンドル——1ドルが130〜140円だった頃だから、60億円規模の企業だったと記憶しているが、それが世界一のメールオーダー薬局になり、2兆数千億円の企業に成長したのだから、目の前でアメリカンドリームを観たようなものだった。彼の案内でテキサス州アーリントン、ラスベガスの超大型薬局工場を見学させてもらったことは全くの幸運だった。

　日本市場でのメールオーダー薬局の可能性を調査するということで、同社とコンサルティング契約をしたが、同社がメルク社に買収され、当時メルク社の日本法人であった万有製薬が調査を担当することとなり、コンサルティング契約は消滅したものの、その後も担当者の彼との個人的関係は続いた（彼は後に

10　アメリカ進出〜終章に代えて

CVS ケアマークの副社長として活躍した）。

　この経験を基にアメリカ医薬品市場調査を開始したのは、NHI の経営が軌道に乗り、資金的な余裕が生まれた頃であった——追憶に登場した N さんの「藤長、おめえの思ったとおりにやっていいんだよ」に後押しされた。
　そんなある時、ロングタームケア薬局というビジネスモデルを知り、患者の服薬コンプライアンス向上のためのアイディアを世界最大の医薬品卸企業である Mckesson 社が募集していると聞いて応募した。これが見事に入賞を果たし、同社とビジネスモデル特許を取得、持分を売却してカリフォルニア州トーランス市に住宅を購入——25 年のローンを支払ってきたがもうすぐゴールである。フリーランスの零細コンサルタントが、アメリカに拠点を持てたのは、幸運はもちろん、クライアントとの長期の安定したコンサルティング契約のおかげと感謝している。
　Mckesson 社との関係がもたらしてくれたものは莫大であった。「ちょっと変わり者の日本人」として多くの知己を得た。その中にミシシッピ大学薬学部の Mickey Smith 教授、Zainbach 准教授がいた。お二人の支援で、学部長、学長、教授会に紹介され、客員教授を授与されたことは私の人生で最も名誉ある出来事であった。

　アメリカの薬学部は、日本のそれと比べると本当に異次元の世界である。少数の例外を除き、薬学部が附属病院を持っている。つまり、学生達は年次に応じた臨床プログラムを実践の場で受けられるのだ。おそらく勉強する質・量も、日本とは大き

く異なるように思う。日本ではほとんどの場合、大学選択の段階で「○○学部」と、いきなり学部を選ぶことになるが、アメリカでは、まずサイエンスをメジャーに選ぶことが一般的で、4年かけてサイエンスの学位を取得し、薬剤師を目指すのであれば薬学部に学士入学する。なお、最近は4年かけて薬学博士（Pharm. Dと呼ばれる）を取得するというのが一般的な傾向である。サイエンスの学位を取得するまで、学生たちは非常に広範な科学・化学を学ぶ。特に近年は、遺伝子に関する知識取得が極めて重要になってきている。

　また、実践第一主義の風土が根づいているアメリカでは、薬学部に入るとすぐさま臨床現場に立つことになる。そして、薬学の知識や経験が少ない彼ら学生が最初に学ぶのは「コミュニケーション技術」である——医療スタッフ間のコミュニケーション、医療スタッフと患者たちとのコミュニケーションを臨床現場で見て、聞いて、自分の弱点を探し、克服するために学ぶ——この経験は非常に貴重である。例えば、患者とのコミュニケーションが苦手だと認識すれば、患者との接触の少ない環境を将来の職場として模索する。つまり、患者とのコミュニケーション技術に弱点があっても、オートメーションやITの得意な学生たちは、そのスキルを活かし、薬局などのオートメーション及びIT技術の普及に取り組むことにより、今日、アメリカ薬局市場で最も必要とされる人材として活躍の機会を得ることができるのである。

　マルチタレント薬剤師、マルチライセンス薬剤師こそが今日の業界リーダーとなる——日本の薬剤師のみなさん、薬剤師免許を取って安心してはいけない。280,000人の中のオンリーワ

ンになるための挑戦をやめてはいけない。

　私のような無手勝流の、特に資格を持たない者が、コンサルタントとして多くの経営者と対峙し、果てはアメリカに進出、そして、そこを足場にもっと違う世界に挑戦できている——「挑戦する」という気持ちを忘れない限り、人間は無限の可能性を持っていると私は確信している。

付 録

対談

「〈仏教と経営〉経営参加とは何か」

筆者註

　本書の「8 追憶〜思い出の医薬品卸企業の人たち」にも書かせていただいたＷさんのご紹介で、高原覚正先生に出会うことができた。高原先生には、私が 20 代後半〜30 代後半まで学ばせていただいた。

　改めて読み直してみると、いかにも若い私がそこにいて恥ずかしさも感じるが、私が今日まで歩いてきた道程のすべてに高原先生の影響を強く感じる。ご諒解を得て、ここに再掲させていただけたことに深く感謝したい。

編　註

この対談は、雑誌「願海」（願海舎：「願海」編集委員会）に
掲載（昭和53年7〜10月号（第5巻7〜10号））された内容
を、関係者のご厚意により再掲するものである（人名、会社
名等の表記については、一部改めた箇所がある）。

対談　＜仏教と経営＞経営参加とは何か

＜仏教と経営＞
経営参加とは何か　1 （「願海」昭和53年7月号）

　今回の≪仏教と経営≫シリーズは、前回までの様々な対話、討論を通して浮き彫りにされてきた底辺社員の問題を更に語り合うことで、このシリーズに新しい展開・局面を拓き、高度に発達した産業社会の中の我われと仏教との出会いを考えていきたいという想いの中で行なわれた。

はじめに

　この対談に先立って高原先生は、日本メディカル・フォーラムの若手経営者の会に参加され、仏教と経営の接点についていろいろ話し合いを行なったが、この話し合いが今回の対談の伏線となったためにここに若干その内容を略記するものである。

○　医薬品の業界は最近になって急激な変化の前兆による衝撃をうけた訳であるが、我われのこの会が考えようとした「十年後何が起きても大丈夫なように……」というテーマをその変化の前兆から考えて「どうすればよいのだろうか」「どんな影響が出るだろうか」ということが最初の話し合いになった。

高原　皆さんのお話しは大変おもしろいのですが、皆さんは経営者の立場で経営者の側からいろいろな考えを話されて「ど

付　録

うすればよいのか」を論じていますが、考える場所・視点を少し変えてもっと底辺から考えてみることはできませんか。「どうすればよいのか」という問いをもつ以上それは企業そのものの在り方への問いですから、経営者がこう考えるというだけでなく、企業全体がというのであると思いますし、そして、そうであれば問いを底辺からの問いにしなければ何も見えてこないのじゃないでしょうか。結果を問題にするのではなく原因を——仏教は果位（かい）よりも因位（いんに）に立つことが重要とされています。只今の現実を踏まえて願望に立って欲しいと思います。「南無阿弥陀仏」ということは、根源的問いをもつこと即ち純粋意欲に立つとき、絶対自由の世界に生きることができるという意味です。そして根源的問いは、まさに人類の問いに立つことではないかと思います。

○　最初から我われは重大な問題と直面した訳であるが、そのとき我われの企業について、理想的なことであるが、我われは医薬品だけを取り扱うのではなく、健康に関するあらゆる商品——それはスポーツ用品であり、リクレーション用品であり、更に広げて考えれば精神の健康のための書籍等々——を我われは"健康を販売する"という立場から考えて見る必要があるという提案が起りひとしきり話が進んだ。

高原　たいへんいいお話しですが、理想的にと考えるのではなくて、そのことを"願い"としてもって欲しいと思います。人類は全て不健康だから健康を願望するのです。人類は健康を願望した歴史の中にいるのです。その願望を理性で解釈すれば願望に終ってしまいます。その願望を感情でうけとって

欲しいのです。

○　願いということの意味が少しわかってうなづけるように
なった我われは、しかし現実に会社の中でどうするのかにつ
いて論じ合い、論じ合えば合うほど、たいへん困難な壁にぶ
つかるのを感じた。そして願望に立てなければどうするのか
を問うた。

高原　そういう場合、"よき人に会う"ことがあればいいと思い
ます。よき師・先輩に出会うことです。よき人とは、歴史的
な願いをもち、純粋感情の世界に生きている人です。そして
企業の中で従業員は、幹部経営者によき人を求めているので
す。それは従業員を優しい顔で見る人ではなく、願いの方向
を厳しく見つめている人ということだと思います。

　以上のような話し合いをうけ底辺社員の問題——参加の問題
が語られた。

経営参加——その問題点

藤長　参加という思想の源はたいへん古いものです。それが制
度の上で最も進んでいるのは西ドイツにおいてなんですが、
参加の思想は十七世紀にまでさかのぼることができるので
す。そして我われは一口に参加といっていますが、いわゆる
参加には、Business Participation と Industrial Democracy と
いう二語がこれに当っています。前者は労働者重役制に代表
される考え方であり、後者はもっと構造的な、つまり現代の

付　録

高度に発達した産業社会の民主化を、いいかえれば、産業社会の民主化なしには、政治レベルの民主化などは絵にかいたモチに等しいんだという考えです。この二つの考えは日本では同義語のように使われていますが、実は全く違う考え方なんです。

高原　『願海』で経営参加が問題になったのは西ドイツの法制化を知り、日本もまた参加するとかしないとかということをウロウロ考え出したときで、大丸の労組、レンゴーの労組などを歩いてきたんですが、組合では経営を知らないというふうに感じたのです。組合が重役になることが経営参加ではない、組合は組合で万全を尽すということが参加なんじゃないかというふうに思ったわけです。

藤長　ただ現実に日経連や同盟が、経営参加の問題を委員会なんかで考えているようですが、それはあくまでも労働者重役制ということなんです。それが要するに相互の妥協点になっているんです。だから現在、参加の問題は、どうやって相互に妥協するかという問題にすりかえられてしまっているような気がします。彼らは相変わらず力のバランスを考えているんです。そんなものは参加でも何でもないと思うんです。

高原　組合の幹部の人びとに会って思うのは、組合を統一し教育していくことが精一杯であるのが現状で、それが真面目な組合幹部の代表的な姿です。その反対に、とにかく自分の地位を築いていこうとしている幹部もいます。本当の民主化、本当の参加とはいったいどんなことなのかがいろいろなところを訪問してきていつも疑問になっていました。ずっと以前の話ですが、Ｗさんが、自民党がもっと組合のことを考えなければダメだというようなことをおっしゃっていましたがそ

の言葉とも重なって疑問が大きくなってきていたときにK
さんに出会ったのです。Kさんは、大学の頃から組合をやっ
ていた人で、Kさんは底辺社員の場を決して離れないで、も
のを考える人です。いつも一番下でものごとをうけとってい
くのです。仏教でいう凡夫の立場です。今は建築会社をやっ
てられますが、いつも家を建ててもらう人の立場に立つとい
うことを動かさない。私はこのことが本当の意味の参加とい
うものじゃないかというふうに思っているのです。

役割による参加——分限

藤長 私が今考えていますのは、役割による参加といいます
か、みんな与えられたというか、どうにも逃れられない役割
をもっているわけで、その役割を果していくことが参加につ
ながっていくんじゃないかと思っているんです。しかし実は
この役割を認識するということが、ひじょうに大きな問題な
わけでして、そこにはやっぱり自己を問うということがなけ
ればならないと思うんです。人から言われた役割ではなくて
です。

高原 役割ということはよくわかりますが、もう少し言い換え
られませんか。またWさんが出てきますが（余り言うと嫌が
られますね）、Wさんがある製薬会社が危機に陥ったときに
そこの社長と話し合われて、それで社長が立ち上がる決意を
したそうなんです。詳しいことは忘れましたが、仏教でいう
"業" について私の言葉で話しただけですと、仏教でいう業を
引きうける——業を逃げたら足はなえてしまう、業を引きう
ければそこからエネルギーは出てくる——ということ、これ

付　録

は仏教の方程式なんですが、その業について社長に話しをし
ただけですとおっしゃったのが記憶に残っています。そのと
き重役にも話してやって欲しいといわれ、Wさんは重役に話
されることになったそうです。そうしたら重役のひとりが
「社長のお心はよくわかります」と言ったそうなんですが、こ
の言葉にWさんは一喝され「お前は重役だ。社長の心がわか
るなどという馬鹿なことは言うな」と怒ったという話でした。
重役は重役、社長は社長、仏教で分限を尽すということです。
これが参加の基本問題だと思うんです。

藤長　個人の役割を果たすということが会社の使命といいます
か、それと同じなんだということがわかればいいんですが。
たしかに営業と商品管理は全然違うことをやっているわけで
すが、自分の役割を果していくことが、会社の使命と同じと
ころにあるんだということ、だから相手のことも考えられる
んだというふうになっていくといいんですが。ただあまり役
割、役割ということになってしまうと全く個になってしまい
ます。そうすると周囲が見えなくなってしまう危険性が潜ん
でいます。このことが役割による参加ということの重要な問
題なんです。「個と全体」の関りを明らかにする必要があると
思っています。現在、労働者の疎外ということが大きな問題
なんですが、この問題の根にあるのが、個が全体を認識でき
ないということと、未来が見えないという不安なんです。

高原　疎外というのは、従業員が意欲を失うという意味ですか。

藤長　はいそうです。この二つの根にある問題をどう解決して
いくかということが現在組織が抱えている問題——組織を如
何に活性化するのか一つのキーになっていると思うのです。
解決の道として自らを根源的に問うということを打ち出した

いのですが、これだけでは皆に通じません。もっと他の言葉、わかってもらえる言葉を探さなければならないんですが、見つかりません。

参加──人類の願い

高原　言葉を生むということは、たいへんなことです。言葉が生まれたときが問題が本当につかめたときなんです。言葉になるまでがまた大切なんです……。みんなで会社をよくするといいますか、そのために「オラが○○会社意識」ということをよく耳にしますが……。

藤長　帰属意識ですね。日本人はこの意識が比較的高いといわれていますが、それは上から半ば強制といいますか、うまい話、刺激を与えてこれを高めようとする場合もありますが、下は寄らば大樹の影的になっていて、上下が結びついた意識ではないように思えます。参加というのは、そういう意味では最も底辺からの運動なんですが……。

嶋内　参加という言葉には、何といいますか、人類の願いかけみたいなものを感じますが……。

高原　仏教でいう“願^{がん}”ですね。

嶋内　願いかけといいますか、参加したいという、生きていく中で何かを創造したいという意欲みたいな……。

藤長　そう思います。だから経営参加と言っていますが、単に経営というワク組の中だけでは、このことは考えられない問題です。純粋に参加を問題にすることなしには何も出てこないと思ったのです。そういうところから考えていきまして人間の集団本能ということにぶつかりました。人間の本能の中

付　録

で最も強い本能が集団本能だといわれているんですが、実は
この本能に隣り合せて殺りくの本能があることも脳生理学は
明らかにしています。つまりこのことは、集団で居たい、集
団になりたいというのは、例え相手を否定しても──殺して
も──一諸に居たい、なりたいという全く矛盾した本能であ
るということなんです。そういう意味で人間の存在はそれ自
体全く矛盾に満ちた存在であるというところまで科学は明ら
かにしました。しかしそれだけではどうするのかということ
が出てきません。

高原　仏教で人間そのものは、本願とか願望をもつものである
といっています。母親が子供を本能的に思わざるを得ないと
いうふうに、自他一如、即ち他と自分とがひとつにならない
ではおれないとか、自分を捨てても他を立てなければ満足で
きないとかいう本能をもつわけなんです。大乗的精神を人間
は本来もつものだということです。純粋感情の世界です。し
かし理性が働いたらそれは一辺に消えてしまいます。

理知でなく感情に立って

藤長　先刻の先生と私共の会の話し合いのあとで、みんなが今
日はひどくすっきりしたといっていました。しかし感情でと
らえるということはわかっても現実に自分の会社を見て、
じゃあどうするのかね、ということになってしまいます。そ
れは未だ技術化されていないことなのかもしれませんが──
我われは少し焦りすぎているのかもしれません──何かやっ
たら明確にその反応が目に見えないと不安なんです。西洋流
の経営はともかくも何らかの反応を与えます。しかしそれは

90

いつもある断面であって、永遠の中の今というようなとらえ方ではありません。しかし我われは様々な想いの中でそうしているし、そうせざるを得ないと思っているのです。私の考えていることなどは答のないもはなはだしい典型です。つい最近ある会社の人と話しをしていましてそしてその会社のことは、私の中では比較的よく知っている会社なんですが、ちょっと生意気にもある指摘をしたんです。そしたらそれが見事に当ったんです。どうしてわかるかと聞かれましたが、私にはどうしてなんてものではなく、ただそう感じただけなんで説明の仕様がありませんでした。

高原 そういうときに、こういう説明をして欲しいんです。理知でなく、"感ずる"ということが大切なんですよって。これは大きな説明になるんじゃないですか。

藤長 私の場合、こういうときに言えるのは、自慢になりませんが、既成の概念というものが全くといってよいほどないんです。何も知りませんから。だからその人や組織について、見たままにしか言いようがないんです。

高原 自分は何も知らないということは大切なことです。

藤長 何か知っていればきっとそれに当てはめてしまうんでしょうが、幸か不幸か、私は何も知らないのです。

高原 曽我先生*は、親鸞も法然もですが、自分は愚かだと言っておられます。しかし、同村出身者で京大の総長をしておられた平沢興先生から聞いたんですが——おふたりは名誉村民になっておられましたが——曽我先生は村が始まって以来の神童だったということでした。しかし曽我先生は本心から自分は愚か者だと言って……、しかし常に歩んでおられたんです。

＊曽我量深：仏教思想家

付　録

藤長　感じるということを大切にすれば毎日が発見だし開拓になりますね。私共の業界——医薬品問屋は製造ではなくて、どこにでもある商品を売っているんですが、このことは『願海』の五三年一月号で問題にされていましたが、毎日が発見、開拓なら同じ病院、同じ薬局に行っても毎日新しい発見を、今日こういう面が見えたというふうに……。

高原　仏教で初事（はつこと）と言います。常に新しいということです。そういう姿勢でやっていれば自分自身も開拓できるんです。

藤長　毎日新しい何かに出会うこと、これは歓びですね。でも本当にそうなるには結局はまた自分を問うことが大切で、ただダラダラと通っていたんでは発見なんかできませんね。ただ純粋感情の世界に立つということですが、そうすると何だかみんな個人になってしまう気がします。その人がいるからこそ……といいますか。

高原　そうじゃありません。理知に立てば個人になりますが、本能とか感情に立てばそうでないんです。そのときは会社の自分とか家族の自分とかでなく全部が一緒になっていくものです。

藤長　会社のことも家庭のことも一つの潜在意識の中で流れているということですか。

高原　そうです。潜在意識は様々な形を表面はとっても本質的なその人は決して変らないのです。そして個と全体といいますが、個というのは近代が創った理念で具体的には、たとえば私は日本人をぬきにして存在しえません。共同社会における私というふうに考えて下さい。

藤長　主体的に関っていくということは大切なことですが、実はこの二月に西ドイツに行って「自立した人間」というんで

すか……、この問題をもらいました。何とかこのことを解き明かしたいんですが……。

高原 「自立した人間」それを仏教で両足尊——両足で大地にしっかり立っている尊い人というのですが、そういう人に出会うことです。私は曽我先生に出会ったとき、それを感じました。そして自分の立っているところが浄土と地続きになっているのを感じたんです。親鸞も法然に出会ったときにそう感じたんだと思います。今日の経営の人たちもあれだけ願望に生きようとしているといいますか……、口ではもうからなければダメだと言っていますが実際に身体にあふれんばかりの願をもっているのを感じました。ただあの人たちがそのような矛盾の中から願を開発していく、矛盾をもったままそうしていくということはたいへんなことですね。

人類の願いに立って——それが底辺

藤長 今日、我われは、健康販売だというところに立てたわけで、あの言葉に何か凝縮されているような感じがします。健康の願いは人類の願いなわけで、それで世界性も歴史性ももってしまうんですね。

高原 今、真剣にやっていることは必ず世界性、歴史性をもっているんです。親鸞は現実を見るときには「よくよく案じ見れば」といい、歴史を振り返るときには「よくよく案ずれば」という使い分けをするんです。自分と仲間の現実を見るときには「よくよく案じ見れば」で、如来の私への願いを振り返るときには——仰信ですが——「よくよく案ずれば」という使い分けをしています。「よくよく案じ見れば」健康販売が唯

付　録

今の現実でしょう。その現実そのものを「よくよく案ずれば」人類の願いそのものですね。

藤長　しかし従業員の中にもやっぱり甘えがあると思うんです。もし経営者が本当に底辺に立ったとき従業員もやっぱり底辺で立たなければならないと思います。しかし寄らば大樹の影的な、タナからボタモチ的なところに立っていたら何にもならないと思うんです。しかし、またしかしなんですが、今度はもし経営者が底辺に立つということを理知で解釈し、お前たちの底辺はそこだからそこに立ちなさいと言ったら、これはまたもうおしまいなんですねぇ。

高原　そうです。従業員が自分の仕事は健康販売であった、しかもそれは人類の歴史的願望であったという所に立って仕事ととっくんでいれば、社長は会社や従業員のことを考えているのかと思ったら実は人類の願い続けてきた健康ということを考えていたんだなと気付く。そのとき社長は自分より底辺に立っていたんだったということを発見することになりますね。

嶋内　願いに生きる、願に立つという立場をはずしてしまったらダメなんですよね。

高原　仏教では"願に立つ""願に生きる"といいます。健康販売というのは、人類は皆病人だと——自分も含めて、今日は幸いに健康だけれどあしたはわからない。人類が皆病人なんだから健康販売をしなくてはならないという使命感に立つことです。それを十方衆生、生きとし生けるものの願いの立場に立った経営といいます。

（文責　藤長）

対談　＜仏教と経営＞経営参加とは何か

　現実の自分の立場を離れず、納得のゆくまでどこまでも質問を深められていく藤長氏の情熱に引きこまれるようにして対談は進められていきました。藤長氏は、日本メディカル・フォーラムという全国の薬品問屋の協同機構——経済について、経営について、さまざまの問題を話し合う広場と言うのでしょうか——の運営、機関紙の編集をなさっておられます。また、W氏に厳しく育てられた方でもあります。藤長氏は、この二月に「本当の参加とはいったいどんなことなのか」という課題をもってドイツを訪問され、続いてこの六月にも若手経営者といっしょにドイツを含めてヨーロッパを訪問されました。またどんな課題をもって帰られるのか、続けてお話しをうかがっていきたいと思います。なお、対談の問題提起、そしてテープおこし、原稿草起と、すべて藤長氏は、「勉強の場としたいと思います」と引き受けてくださっています。

（編集部）

付　録

＜仏教と経営＞
経営参加とは何か　2 （「願海」昭和53年8月号）

　　現代という時代の流れは、刻一刻と驚くほどの速さで歴史を
刻んでいます。日一日と新たなものが生産され、それはすぐさ
ま世界中に流れこんでいきます。このめまぐるしい時代に生き
ている私たちは、どうしてもその流れに乗りきれずに疎外され
ている状況にあります。このようにめまぐるしい現代のただ中
に、藤長氏は「経営参加」の課題をもってヨーロッパを訪問さ
れました。帰国後まもない藤長氏に、いろいろお話をうかがい
ました。

（編集部）

ヨーロッパを訪問して

高原　二週間のヨーロッパ旅行はどうでしたか。J・M・F（日
　本メディカルフォーラム）の皆さんもたいへん勉強になった
　んじゃないかと思いますが……。皆さんそれぞれに願いを
　もって出かけられたと思いますが、手応えはどうだったです
　か。

藤長　そうですね、新しい情報もいくつか手に入れましたし確
　かに勉強になったと思うんですが、しかし質問をしたほとん
　どが"今どうですか"的な、いわば状態を聞くための質問だっ
　たわけで、この辺が少しもったいなかった気がしています。
　習慣も制度も、全くといってよい程違う国へ行ったんですか

96

対談 ＜仏教と経営＞経営参加とは何か

ら、その違いを確かめるのにまず時間がかかり、その違いを完全に把握しないままに状態について問うわけですから混乱がおきると思うんです。そうではなくて、違いはあっても聞けることはたくさんあると思うんですが……。しかし、皆さんが満足するのでなければなりませんので、黙ってしまいましたが……。違っている状態を問うのではなくて、なぜ違うようになったのかというその原因を聞いたほうがよいと思ったんです。

往々にしてそうなんですが、たとえば人を評価する場合なんかでも、ＡさんとＢさんの差を考え、どちらが優れているというふうに測るやりかたをしていますと、ＡさんとＢさんの差がなぜおきたのか、そしてその差をどうしたらうめることができるのかというふうには考えない──考えにくくなっているわけで、その弊害みたいなものが現れたんだなと思ったわけです。

勉強に行くということは、確かに新しい情報を聞き確めるということもあると思いますが、それは書物からでも得られるわけで、やはり大切なことは「問う」姿勢だなと、"なぜそうなったのか"ということを背景を通して聞き通すことだと強く思ったわけです。それにこんなことを言ったら皆さんから怒られそうですけど、ヨーロッパへはタテマエとして勉強に行ったわけで、ホンネがどこにあったのか、少しわからない部分もあるんです。

日本人は、このタテマエとホンネを、実に巧妙に使い分けるんですが、たとえば会社の中で家族主義なんてことがよくいわれ、家族であり運命共同体なんだからここは少しがまんしてくれと言ってみたり、しかしそれでは家族を愛するよう

97

付　録

に従業員を愛するのかといえばそんなことはないわけで、実にタテマエとホンネを巧妙にいやらしく使い分けるのです。言っている本人はよく混乱しないものだと思いますけど……。

高原　しかし真剣に経営している人はそんなことはないでしょう？

藤長　そういうふうに問われると、ちょっと何といったらよいのかわかりませんが、タテマエとかホンネを使い分けることによって問題をすりかえることはないだろうと思います。

高原　Ｗさんのことばかりいうと悪いんですが、Ｗさんというのは……。

藤長　とてもＷさんについて語ることなど私にはできませんが、タテマエとかホンネを巧妙にいやらしく使い分けることはないだろうってことは思います。そのことが一如なんですか。

高原　なんでそういうことを言ったかというと、私たちに対する姿勢が会ったときから他人でないんです。『願海』のことも親身になって心配してくださったり、そしていろんな話のはしばしにやっぱり従業員の心配をしてらっしゃるんです。これは驚きです。誰にでも暖かさを感じさせられるんです。

藤長　そう思います。だからたとえば平安な人生をおくるために（Ｗさんの会社の経営憲章）ということで、職場が平安な場でありたいという考え方でいろいろな施策をするわけですが、「仕事をしたのは従業員で、結果に対する責任は全て私にある」という強烈な願いがあるわけで、ご都合主義的なタテマエやホンネの使い分けは絶体におこらんだろうって思うんです。

98

対談　＜仏教と経営＞経営参加とは何か

参加───一如の世界

高原　ヨーロッパに行かれて、Wさんのようなタイプの経営者
が他にいるもんですかね。タイプというか、感じの……。

藤長　さあ、たいへん難しいことですが、ひとりだけは知って
います。やっぱりキリスト教が背景にあるんですが……。

高原　やはりWさんの経営というのは、宗教的という意味なん
でしょうか。

藤長　これもまた難しいことですが内面的といいますか、自ら
を問うところから始まっているということは感じます。でな
ければ、ああはならない。従業員はやっぱり差別してしまい
ますもの、悲しいけど……。

高原　私は余計してしまいますね、宗教家のくせに……。

藤長　私には同じように全てを見ることなどできません。実際
この前、帰りの飛行機の中で、僕のとなりにタイの人が乗っ
てきたんです。それで何かクサいんです。むこうにしてみれ
ば僕らはタクワンくさいのかもしれないんですが（笑）、僕は
何か嫌でしたね、となりに座っているのが……。こんなこと
でもやっぱり差別してしまうなんて……。

高原　それはね、Wさんでもそうだと思う。たとえば、「うち
の従業員は劣い奴ばかりでして」とか、「二進も三進も行かな
いのがおりますが、こんなのはどうすればいいんですか」と
かね。そういうことをいわれても、こっちはわかりませんが、
そういう問題をもちつつも暖かいんです。それで一如とか平
等とかいうのは、それに「参加」については、あなたはその
問題をずっともっておられるけれども、水に油を混ぜたよう
なものなら「参加」にはならないわけで、水と牛乳を混ぜた

99

付　録

　　ようなものが一如の世界で、しかも水は水、牛乳は牛乳の働
　　きをもったままで一つの世界を作っていく。社長は社長、マ
　　ネージャーはマネージャー、セールスはセールスで、それぞ
　　れがそれぞれの働きをもちながら一如でなければなりません。
藤長　そうですね。水と牛乳が混ざり合ってしかもおいしい飲
　　みものになるのが「参加」だと思います。
高原　たとえばセールスの中でも、Ａというセールスは優秀だ
　　が、Ｂはどうも今ひとつだとかしかしＡは最近スランプに
　　陥っているとか、Ｂが最近がんばりだしたとか、それも理知
　　でなくハダで感じておられる……。
藤長　本当にあるがままに見ているんですよね。動いているま
　　まに、しかもその流れの中で見ているんです。絶対に固定し
　　た概念の側から見ないんです。そしてそれがマネージメント
　　（註）の本質なんですが……。

註・**マネージメント**　経営と訳されているが語源的にみると、船長
が船の中で人員の配置をするという意味である。即ち誰がどの持ち
場に最も適しているかをよく観察し、最適者を最適の場所に配置す
るということである。

高原　一如というのは一枚というんですが──平等ということ
　　です──どうして一如になるかといえば、真如実相を見ると
　　いい、即ち本当の現実・実際を見るときにそうなるというん
　　です。
藤長　本当の実際を見るということですか。難しいことですね。
高原　でも大きな問題です。それは、神をもつ以外にないん
　　じゃないでしょうか。神をもつことで、自分もそのときその

100

とき神に見られている。誰もが神から見られているというところでひとつになっていく。人間の理知の眼で見ないでということです。

藤長　しかし一如ということ、これは神さえも自分の中にあるってことでしょう。キリスト教的な神との対峙においてということとは違いますよね。

高原　そうです。いいかえたら深く自分を沈めたところでということで、仏教的にいえば止観・内観するということですが、いったいあの人と私とどこがどうなんだ、自分とは人間としてどういうことなんだなどという根源的な問いに還ったところで、ものを考えていく。そうすると実相が見えてくるんじゃないかと思います。

ハダで感ずるところに

藤長　自らを問うということ、つまり主体化ということだと思いますが、それと個人主義というのは違うんですか。近代は個を生み、それによっていきづまった、共同体の中の私というものを考えねばとおっしゃっておられるのをよく聞いておりますが……。

高原　神を否定し理性的・理知的な人間が人間を「考える葦」だとか「我思う故に我有り」というようなところだけで人間をとらえていく場合に、考えるとか、思うとかがどこで考え、どこで思っているのかということが問題なわけです。

藤長　その差が問題なんですね。

高原　そうそれだけの反省がないものだから簡単にいきづまったと思うんです。実際経営している人だとドイツ人でもそう

101

付　録

いうものをもっているんじゃないかと思うわけです。

藤長　もしなかったら各々個として独立した人間を一つにまとめて進んでいくことは不可能でしょうね。日本の社長は外にむかって内を見ることが軽んじられる傾向があるんですが、逆説的にいうと一人一人が個として成り立っていないんでそういうことができるんではないかと思うわけです。西洋の場合はみんな個として独立していてひとりひとりを本当にしっかり見てその適性を見極めて扱っていかなかったら大変で、とても外にむかう余裕などないんじゃないかと思うんです。

高原　日本では経営者は外を歩いて政治的な折衝をすることがその本筋で、内輪を見ているのはひどく利己的なもののように考えていますね。私の門徒にＡ商事というのがあってそこの社長に名誉職がたくさんもちこまれるんですが、一切断（ことわ）ったんだそうです。その相談をうけたときに私は、あなたは商人でしょう、そこで何を為すべきかを考えてごらんなさい、そしてそこに立つべきなんじゃないか、ということを言ったんです。しかしこういう立場に立てばいつも苦しまなければならなくなりますね、総務部長が従業員を見ているのと、社長がそうするのとでは、総務部長なら能率が上がらないからどうするかとか、理性的・理知的に判断しますが、社長が社長として何を為すべきなのかというところから考えれば総務部長の管理とは違ってくるはずです。そういうところに実相が見えてくるんです。実相を見るということは痛みですね。願いという、歴史的な意味を見つけるというところがひとつありますが……。

藤長　実相を見たいがしかし苦しいし、またなかなか見れるものではない。大変なことだと、しかし実相が見たいんだと願

102

う。そういう社長の思いは口に出せなくても必ず伝わると思うんです。

高原　凡夫にはわかるはずです。ハダで感じるものです。

藤長　しかし一方そのことの危険性は浪花節的な経営みたいなところにありますね。

高原　浪花節のもとは実は説教節なんです。本当に痛むではなしにね。痛みを看板として説得しようとすることになるんでしょう。

ハダカ同士が出会う

藤長　むこうに行って思ったんですが、経営者がひどくスッキリしているんです。権威とか地位とかで自分をカモフラージュしていないっていうか……。日本の場合どちらかというと、その人間のまわりにくっついたもののふくらし粉でふくらんだ部分がその人の社長であることの証明であるような感じがする場合が多いんですが……。精神的なものだけでなしに、たとえばギルドという職人制度が十六世紀ごろさかんでしたが、これは全くその人の技術だけが問題にされた制度で、そして実はこのあたりからいわゆる「参加」の源流が始まっているんです。

高原　ヨーロッパは理知・理性だといいながらしかし人間対人間・人間対仕事というところではハダカでふれ合うというところがあると思うんです。その場合本当にふれ合うことが大切にされているということは、これ以外は理知的な世界ですからハダカでふれ合う一点が大切なんだということを知っている。日本ではいつの間にか本当のふれ合いをぬいてしまっ

付　録

て、何か逸脱したところでこれがふれ合いなんだと思い込んでしまっているところがあるような気がします。

藤長　あっちこっち会社を訪ねてきて社長が説明に立ち合ってくれるんですが、いろんな部署でそこの責任者に説明させるときに、社長がドアーを開けてやあやあと肩をたたきあって握手して頼むよと言っているんです。そこで終るとまた握手してお礼を言ってそして出ていくんです。倉庫なんかを見てまわっているときも中にいるおじちゃん・おばちゃんとしょっちゅう声をかけあったり、握手したりで、そしてまた働いている人たちも実にフランクなんです。このへん日本のかしこまった態度とはずいぶん違います。社長は確かに社長だけど、全て知っているわけでもなく、またそこの責任者よりも必ず優れているわけではありませんが、彼等はだからちゃんと互いに認め合っているわけで、社長なら誰でも偉いんだという態度はないんです。

高原　結局しかし内面性といいますか、そういうものが経営の中で大きい問題だということはいえますね。そういうところでハダカ同士が出会うんですね。

藤長　宗教ということについて時実先生*が『脳のはなし』という書物の中で言っています。人間は殺し合ってもよいから一緒に居たいという強い本能をもつ存在自体が非合理な存在で、そのためなんとかうまくやっていくために慣習だの道徳・倫理だの法律を作っていったが、しかしそれでもうまくいかないで、苦しんできたんですが、一方「あるべき姿」というのを絶えず求めているわけで、そうして人間の最も崇高な知恵として宗教を生んだんだと、まあそんなことを言っています。つまり、宗教は人間の脳の構造から出たもの本能か

---

*時実利彦：生理学者

ら生まれたものだとしています。

高原　人間の意識の構造からいいましても、本来的に人間はそういうものをもっているんです。ただかくれて見えない、理知の壁におおわれて……。

疎外の根底には

藤長　しかし現代は本質的に悩むことなしに自らを疎外していくんですよ。疎外されるんではなく疎外するんです。つまり問題を他に転嫁してしまうんですね。転嫁するには余りにもたやすい情況の中にいるんです我れは。いっぱい理由をつけられますから。深酷にそのことをとらえないで深まらない、内面化しない、だから感受性が欠如していく。

高原　そういう問題を善導は「二河白道の喩え」ということで説いています。人間は西にむかって歩く、つまり求道的存在だというんです。しかし西にむかわざるを得ない理由は追われている——雑念や時間や生活やそんなものに追われているんだけれども最後のところで目の前に火の河と水の河とが現われ、そのまま進めばどちらかに入らざるを得なくなったわけです。そこでとどまるわけです。悩むわけです。迷うわけです。たしかパスカルもこれと同じことを言っていたわけですが、二河を愚痴と怒りとにたとえていましたが……。そこで退くことも進むこともできずにいるとき、南北に逃避するということが書かれているんです。つまり求道を止め、自分をごまかす、すりかえるわけです。疎外はその問題ですね。

付　録

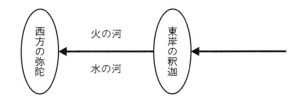

藤長　ちょっと前までの高度成長期には、他の職場へ移るという転職の方法もあったんですが、今日の情況ではそういうことはできなくなってきました。だからそこにとどまって何とかしなくてはならない。しかし誰もその方法を知らないのです。人間性とか人間的とかいうことでいろいろな講習会がありますが、しかしこれらはすべて、「動機づけ」ということによる人間の心までを働かせるために使っているわけで、次第にバケの皮がはがされると思いますが、それくらいに"人間性・人間的"ということに皆飢えているんだと思います。誰も未来をさし示せないから、だからがまんして貯蓄にはげんで家庭に逃げこんで行ってしまうんです。

高原　「二河白道の喩え」ですが、火の河、水の河の直前でもがき、また疎外するんですが、そのときに河のこちら側・東の岸に釈迦が居て、「行け、勇気を出して行け」というんですが今日、そういう人がいないんですね。いいかえれば誰も教えをもっていないということですね。人間と人間が如実に出会う、人間と仕事もですが、そのことを方法論でなく原理的に教える人、内面化した人が今日、本当に必要ですね。

藤長　旅行の帰りの飛行機の中で、いっしょにヨーロッパを訪問した人なんですが、「カルチャー・ショックはなかったよ」と言った人がいたんですが、日本の状態と比べてコンピューターがどうのシステムがどうのというなら、理解できないわ

けじゃありませんが、カルチャーというんだったらそれらの背景にある人間の精神が問題になるんであって、その精神こそが決定的に欠落している我われにとって、カルチャーを感じることさえもままならないのかと残念に思いました。社長と倉庫のおばちゃん、おじちゃんのにこやかなあいさつや、部下に対する謙虚さ、互いに人格を認めあっているこのことの問題の大きさに僕は気づいて欲しかったんですが……。

高原 単に抽象的な"人間性の問題"とだけにしないで、"経営の中における人間性の問題"ということで具体的にもっともっと考えていかなければなりませんね。

（文責・藤長）

付　録

＜仏教と経営＞
経営参加とは何か　3（「願海」昭和53年9月号）

　『願海』誌上における＜仏教と経営＞シリーズは、7・8月号を通じ「参加」とは一体どう云うことなのかについて考えてきたわけであるが、現代社会におけるさまざまな問題の根元のところで「参加」と云う考え方、姿勢が、解決のひとつの方向を与えてくれるものと確信し、今月号以降さらに具体的な問題を求め、語り合っていきたいと考え、今回の対談をもったのである。

方向を示すもの

　（7月号の対談をうける形で、医薬品卸業者の願いは "健康販売" であるということについて話し合いは進んでいる。）

藤長　健康販売と云う願いはみんなが健康になって欲しいという願いですヨネ。その願いをもっとつきつめれば、みんなが幸せになって欲しいと云う願いになると思うんです。そうであるなら、ここで幸せとは何かについて論じることはしませんが、これは非常に大きな問題をとらえていることになると思うんです。参加ということにしてもごく普通の人が、あたりまえの努力をして、その努力がありのままに評価されて遇されるというところでとらえるなら、健康販売をするという

願いは、参加のもつ願いと決して無関係ではないと思うんです。企業がみんなの幸せを願うというところにいて、Fさんのところは薬の卸だから健康販売という、それは人間の幸福の一側面かもしれないけど確かに一翼を担っているという……。

F しかしそのような願いは特に企業の願いだなんていわなくても、誰でもがもつ願いでしょう。だから企業の願いというときに健康販売だというのは、どうも納得できないところがあるんです。それに日々の業務を見ればそんなことはとてもいえない状態にある訳ですから。だから何かこじつけのような気がしてなりません。

O 参加ですか、そのことについて詳しくは解りませんが、私の感覚からすると手段とか方法のような気がしますがどうなんでしょうか。

藤長 非常に残念なことですが、今日日本で論議されている参加の問題は確かに手段とか方法という意味あいが強いというか、KNOW、HOW ですか。方法論に化けてしまっています。

O そうすると方向性は、つまり参加という考えを本質的に追求すれば、そしてまあ定着すれば、新しい社会が生れてくるものなんでしょうか。

藤長 参加について、何度もくり返しているような気がしますが（7・8月号参照）少しいわなければなりませんが、参加の思想的な源は（経営参加について）ユートピア社会主義に求められるというのが私の立場ですが、ここで、ロバート・オーエンやサン・シモン、フーリエといったような人達が、経営参加について、彼等が経営参加という考えを明確に意識していたかどうかは解りませんが、その当時すでに存在して

付　録

いた労働者の不安、それは社会不安といってもよいと思うのですが、その不安を解決するために「共同」ということや、「自助」の精神が必要であると云うこと、そして労働者の「自己実現」を社会の中で達成させなければならないということで運動をおこした訳です。このことは現代の不安の解決にもあてはまる訳で、18世紀にすでに知っていたことが、2世紀以上たってもまだ実現されていない訳ですが、今日産業社会というものにガッチリと組み込まれた大衆が再び自分の力で歩みを進めるためには、もう避けては通れない問題だと思うし、そうなることを方向性と呼んでよいなら、絶対に一つの方向性はあると思います。しかし実際に日本で考えられたり、実施されようとしているのは、階級闘争のなれの果てのところで、労使が如何に妥協するかという労働者重役制や、経営協議会的発想な訳で、Oさんのご指摘の通り、方法・手段になってしまっていると思います。

時間のとらえ方

O　少し次元が違うのかもしれませんが、私の会社についていえば、企業がどういう方向に進むのかということを考えるのは、日々の業務に追いかけられている人間は余りにも忙しすぎて無理なんですが、しかしとにかく参加という形で企業をやって行こうとすると方向性は一貫性のない、いい加減なものになってしまうと思うんです。私が今抱いている参加のイメージでは、本当に企業が生きのびて行くための方向性が出てくるんだろうかというと、私は不可能だとしか思えないんですが……。

110

対談　＜仏教と経営＞経営参加とは何か

高原　私は素人でよく解りませんが、参加というのは底辺社員
　　が、主体的に、自覚的に仕事を精を出し、出せるということ
　　だと思っているんですが……。

Ｏ　ところがそれだけでは一年二年は生きていけるかもしれま
　　せんが、五年十年経つと大きな変化をとげるであろう情勢に
　　はついていけないような気がします。

藤長　情況がどんなふうに変化していくのかは予測できません
　　が、人間が働くということをやめない限り、主体的に仕事に
　　関っていくときの充足感といいますかそれは絶対に消えるも
　　のではないでしょう。情勢は予測できなくても、しかしいつ
　　もそこに人間がいる訳でしょう。

Ｆ　私もそう思います。ところでＯさんのところで、方向性と
　　いうんですかそれは一体どういうことだとお考えになってい
　　るんですか。

Ｏ　うちは印刷をやっている訳ですが、例えば商品構成のこ
　　と、伝票なんかの場合、今の伝票をそのままで五年十年後に
　　果して生きのびられるだろうかというと……。

高原　ちょっと待って下さい。そこで歴史とか時間のとらえ方
　　ですが、五年というようなとらえ方をしてはだめじゃないで
　　すか。具体的な問題をとおして、その時その時、一息一息で
　　時間を考えて下さい。

Ｏ　その時その時・一息一息といいますと例えば……？

高原　例えば『願海』を印刷してもらいますと、今月号が刷り
　　上ってそれを見ると、次の号はこういうふうに直そうとか、
　　反省する点、改良したいと思う点がたくさん目につきます。
　　ちょっとした工夫をすればもっとよくなるところもありま
　　す。一年間同じということはだから決してありません。毎号

111

付　録

毎号直して行きます。つまり具体的に生きたものならしょっ中直されて行きますし、またそうすることによって本当に生きてくるものだと思います。

○　はいよく解ります。しかしそこで日々の業務の中でみんなでいい伝票を作ろうと思ってみんなが参加して意見を出しあいそれを商品化のときにとり入れていくということになりましても、例えば将来デザインが全く変るかもしれませんが、そういう体制では未だ不充分だと思うんです。

高原　いえいえ、参加というのはよく解りませんが、問題は皆に参加ということを納得させて、参加させてというふうには行かないということです。ひとりひとり受けとり方も違う訳で、また受け取り方の程度にも差がある訳です。そういうところで従業員の方達を見て欲しいと思います。参加のことで先程いいましたが、従業員の人達が主体的自覚的になれば彼等の感覚も鋭くなる訳でそうすればずっと同じなんてことはありえないし、お客の希望するところを鋭敏に感じとって改良して行く、時には希望以上のものを作ることだってあるでしょうし、私は彼等がそういう気持ちになれる場をどう作っていったらよいのかというところに最も強く問題を感じているんです。

因を考える

○　しかし現実にプランニングなどで皆を参加させるようなこともしてはいますが、何ともならない人が実際いる訳なんです。

高原　そういう人もいるということですネ。

対談　＜仏教と経営＞経営参加とは何か

藤長　参加させることによって何かを期待している訳ですよね。期待というか要求ですね。

○　そりゃそうです。参加させることにはものすごくコストがかかるんですから。例えばその間現業をやっていれば生産性はそれだけ上る訳でコストは無視できるものではありません。

藤長　単純に考えて人を集めて会議をすることはそれ自体で確かにコストがかかると思います。しかしＯさんは、期待し要求する訳ですが、従業員の人達は自分達の意見を反映させたいと望んでいる訳で、同一の場にありながらお互いが全く別々のところから話し合っている訳で、それを参加と呼べるでしょうか。ちょうど給料は経営者から見ればコストであっても、うけとる従業員にとっては収入であり生活の糧な訳で同じものも立場を変えれば意味が全く違ってきてしまうようなものでコストがかかるんだから期待し要求するのは当然であってもそれでは一方的な見方にすぎるんじゃないかと思うんです。衆知を集めるなら本当に純粋に集める必要があるんであって、コストとにらみ合せてやれば、新しい刺激策に終ってしまうんじゃないですか。

○　私は参加というものを彼が発想したことが、彼の作業の中に生かされて行くという風に考える訳ですが、どうもそんなことをいくらやってみても本当に企業が生きのびれるのだろうかという危惧があって……。

高原　今話しておられるのは参加の実り、結果ですわね。仏教では果よりも因を重視するんですが、「どうしたら」と云う原因の方をもっとよく考えていかないと、確かに意見が反映されることは立派に参加だとは思いますが、結果ばかり問題にして肝心のところがぬけてしまいます。因があれば自然に果

113

付　録

は生れる訳ですから。成果ばかり問題にされては従業員は疲弊しますよ。

藤長　やらせるということになれば、当然就業時間をけずるとか、Ｏさんがおっしゃるコストがかかる訳で、しかしみんながやろうという自発的意思をもつようになればいい訳ですが、そうなるためにはどうすればよいのかもっと考えなくてはなりませんね。

Ｏ　みんながそういう自発的意思をもたなくてはならないのですか。

藤長　そうは行かないと思います。ただひとりでもふたりでもそうなればそこに人は集って来ると思うんです。僕は人間はやっぱし、より高い次元に進むことを欲していると思うし、何といいますか本質的に自己実現を願っていると思うんです。人間の行為は信じられないときもあると思うけど、人間はやっぱし信じて行きたいと思っているんです。

Ｆ　人間にそういう意思があるということは確かにそうだと思うけど、仕事となるとどうか……。

藤長　それは仕事と自分が生きることを分けて考えてしまっているからで、自分の人生の一領域として仕事があるというふうに考えなければならないと思うんです。しかし僕等は一方で自分が大切だからもちろん防禦していますヨ。仕事も人生のうちなんだから人生を大切にするように仕事も大切にしなさいなんていわれたらたまりませんもの。人生なんだから仕事をしている僕等のことも大切にして下さいヨってやっぱしいいたいですもの。

114

対談　＜仏教と経営＞経営参加とは何か

何かを期待するんじゃなく

○　インドやパキスタンや南方に行くと、一日中ポケーッとしている人がたくさんいるけど（笑い）人間には、本質的に自発的な意思があるというのは本当なんだろうか——官庁なんかでも余り仕事をしている人は見当りませんが……、やっぱり環境が悪いのかなぁ……。しかしだからといって彼等は我々より不幸だとはいえないし、もしそうならそういう環境を作ること自体がペテンなんじゃないかと思うけど……。

藤長　そうじゃないんじゃないかと思います。確かに全部が全部自発的意思をもってより向上しようとは思ってはいないかもしれませんが、しかし問題はみんながどうこうじゃなくて私がということで考えていかなければならないと思うんです。みんな生きているんですから、その人達が生き生きとなることは素晴しいことだと僕は思いますが。

高原　例えば○さんの会社に入社したとしますね。そこで私はインドの聖者の暮しをしようとは思わない訳で、さあ頑張って働こうと思います。しかしなかなかうまく行かないこともあると思いますがその時○さんが私をどう観て、どうして行ってくれるか、経営というのは藤長君からきいたんですが（8月号参照）船長が人を配置するという意味だそうですが、大きなタンカーや何かなら事務屋でもできると思いますが、小さな船の中でマスト係や機関士のことをよく配慮していつも適切な配置をしていくためには船長は鋭い感覚をもって皆を観ていなくてはならないと思います。そういう鋭敏な感覚は是非経営者たる者は持って欲しいと思います。過去の成績や性向はもちろん大切でしょうが、その時その時を何物にも

115

付　録

とらわれないで感じとっていく力はもっと欲しいと思います。それが経営者の責任だと思うし、コスト云々よりも先の問題じゃないでしょうか。

嶋内　参加というものも固定化したものではなくいつもそこから何かが生れ、又そこに帰っていくといいますか、絶えず新しい問題が生れ、またそこから出発していくんですね。問題意識が次々と生れてきて、そこで話し合ってまた新しい問題にぶつかるというように……。

F　私は幸いなことに育った環境がそうさせたのですが、私の会社のトップの何人かとは本当に心が通い合っている人です。本当に親父と呼べるくらいなんです。しかし現在の私の立場になってから入社した多くの人達については、トップの何人かからいろんな話がきけて、状況は把握しているつもりなんですが、充分に直接的コミュニケーションがない訳で、何か隔りを感じることがあるんです。若い人達とどう関っていくかが現在の私の課題なんです。

藤長　実はこんなことがありまして、私がJ・M・Fの事務局に入ってあっちこっちへ出掛けられるようになったとき、私は若いのに、お目にかかる人達はみなさん会社のトップの方ばかりで、年令的にも地位もおそろしい差があったんですが、何かしら壁を感じたんです。どうにもならない壁でした。だからお会いしてお話をする時もぎこちなくて普段の自分でない自分を感じるんです。その時Wさんに今のことを手紙にかいて出したんですが、返事をもらいまして「それはあなたの妄想にすぎません」といわれまして、ああそうか壁を作っていたのは僕の方だったんだと周りがパッと明るくなりました。相手の地位や年令、自分の若さなどを理由にして壁を

作っていた訳です。結局自分の問題だったんです。すべての問題は自分から出て自分に帰るんだということをその時痛感しました。それからです、憶面もなく誰とでもいつもと同じ調子でしゃべれるようになったのは……。

F そうか、なる程。それできみは図々しいのか。(笑い)

藤長 だから自分から出て行けばいいんです。自分が何かをやれば必ず反応されるんですから。そこでまた考えて、もう一度やってみる。そのくり返ししかないような気がします。何かを期待するんじゃなくて。見返りを要求したんじゃダメだと思うんです。

前を歩いている人に出会う

F あのちょっと戻りますが、参加は底辺社員が自発的に仕事にむかうということでしたが（もちろん経営者も経営者として自発的に仕事にむかう）その時自分の仕事はこれだというんですか、プロ意識というのはどうなんでしょうか。

高原 プロというのは大切なことで素人（しろうと）ではダメだと思いますが、しかし本当のプロならいつも素人のようにあらゆることにむかうんじゃないでしょうか。みずみずしさを忘れないんです。仏教の二十願に自分の体験に執着することがかいてあるんですが、そうなるともう新しくモノを生み出していくことができなくなる訳で、そのことを仏教では罪といいます。失敗したりすることを罪とはいわない訳で、オレはという執着を罪というんです。経験執着＝法執はプロくさくなるだけです。

藤長 世にたくさんいる経験主義者ですね。私など昔から青く

117

付　録

さい理論を振りまわしてばかりで、議論をふきかけるのが好きだったんですが、しかし周りからはお前は経験が足りないだとか本の上の話だとか、お前は若いよとかで議論にならなかった訳です。誰ともまともには話してはいなかったと思います。私はそんなことでは絶対納得できなかった訳ですが、その頃事務局長——私のボスですが——の佐藤先生に会ったんです。先生というと局長は怒るんですが、この話のときだけは絶対にそう呼びたいんです。それでいろいろ話をしたんですが、私の話にいちいちうなづいてくれたんです。もちろんしかしこうだよといわれましたけど。あの時の新鮮な喜びといったらなかったですよ。初めて会話をしたって気がしました。心の中のモヤモヤなどふきとんでスッキリしたんです。僕はだから思うんです。僕等のようにごく普通の愚かな人間にとってずっと前を歩いている人に出会うということがどんなに大きな意味をもつかってことをです。そういう人が必要なんです。経営者は従業員にとってそういう人であって欲しいと思うし、もちろん経営者もそういう人を探さなければならない場合もあるでしょうが……。

＊　　　＊　　　＊

　参加の話しが、出会いのところまでとんだりの大揺れの対談でしたが、また多くの問題と出会えました。
　参加の問題は、Ｏさんが指摘されたように、今日日本の中で日本式解釈のもとで本来の意味を見失ったまま歩みを始めたところが出てきました。私達はもっと身近なところで具体的に参加の問題を考えるため多くの会社を訪問して行きたいと考えて

対談　＜仏教と経営＞経営参加とは何か

おります。

　経営者としてという話もたくさん出てきていますが、しかし例えば家庭内においても親と子の関りについても充分に通用することが数多くあると思います。

　どうぞ一緒に考えて行って下さい。そして一緒に考えた力が本当の力となっていつか結実するように話し合って行きたいと思います。

（藤長）

付　録

＜仏教と経営＞
経営参加とは何か　4（「願海」昭和53年10月号）

　人類の悲願の歴史にかえるとき、我われは、現在にしっかり
と根をはってふまえることができるのだと思います。すべての
問題は、そこから新たに始まっていくように思います。参加と
いう問題も、私個人の課題とすることではなく、それは人類が
願いつづけてきた課題であったということを感じます。現代に
課題をもって生きているということが、そのまま参加の問題に
つながっているのだと、人類の歴史に根がつながっているのだ
と思います。

働らくということ

藤長　私共の事務所に女子事務員がいるんですが、彼女の一日
　を見ていますと働らくということって一体何なのだろうと改
　めて考えさせられるんです。これをやりなさい、これをこう
　いうふうに処理しなさいというと当然ですが、ちゃんと真面
　目にかたずけていきます。しかしそれが終るともうそれっき
　りなんです。私共では定期的に毎日くり返す仕事というのは
　極めて少ないですし、また指示する仕事もそんなにたくさん
　ある訳ではありません。それで決った仕事が終るとあとはポ
　ケーッとしていたり何か本を読んでいたりするんです。彼女
　は以前大きな商社に勤めていたんですが、そういうところで
　は毎日の定期的な仕事が一日分ちゃんとあって、それに追い

120

かけられているうちに八時間が終る訳ですが、私共のところではそうはいきません。そこで彼女と話し合ったんです。つまりここに来ている八時間というものはきみの人生とは無関係な時間なのかということを聞いた訳なんですが、彼女は私が聞いた質問の意味がわからなくて、そこから質問しなければならなかったのですが、しかしそんなことを考えるほうが、おかしいんじゃないか、というんです。

高原　我われは小学校のときからずっと理性的な教育を受けてきましたわね。そこのところに問題があるように思います。からだで感じるとか、からだで行動するとか、からだで欲求するとか、そういうものさえあれば八時間が自分の大切な時間であるとか、きょう体験したことが自分にとって一生を覆（くつがえ）すものであるとか、そういう驚きがもてる。しかし、理性的にきょうは勤務八時間、ただそれだけというところからは主体的な情熱というようなものはでてきませんわね。

藤長　そう思います。ただただ機械的なんですね。九時十分前に会社に着いて、そうじをして、あとはいわれたこと、決まった仕事をして、夕方五時前になると、その辺をかたずけて帰る。そのくり返しな訳なんです。ワンパターンなんです。よくそれで耐えられるなと思うんです。労働者——あまり好きな言葉でないですが——としての彼女、そういう意味では私もですが、ほとんどの労働者はそういうくり返しのワンパターンの中にいる訳ですよね。そして疎外の問題がおきていく。そうなるのは僕は思うんですが、自分が主体的に関わっていないから、自分の人生と主体的に関っていないからそういうことになっていく、つまり情熱をもって向かえないようになっていくんじゃないかと……。まだ叫びの段階で何とも

付　録

論理的でないんですが、僕は"僕がやることで僕と無関係な
ものなんてあるはずがない。すべて僕の人生、生きる中で
関っていくんだ"ということに気付いたんですが、しかし一
方では自己保全のためにそう思いたくないという力も働いて
いるんです。経営者の問題も大きいですが、働らく人たちが
より主体化していくという問題、誰かや何かのためでなく正
に自分が生きるという最も根本的なところであらゆることと
関っていくということは、非常に重要な問題だと、それは
トップのひとり、ふたりがどんなに頑張ってもどうにもなら
ない問題だと思うんです。

高原　会社でも国家でもね。徳川時代をみても、最初の三代く
らいは建設期で優秀だと思うんですが、あとは自己保全だけ
に懸命で、将軍も大名も国民の底辺を考える余裕はなかった
と思うんですが、その中で日本を支えてきたのは底辺です。
そういう意味で日本人の底辺というのは至極、純粋な本能を
もっていると思います。そして主体的に動いてきた歴史が、
日本をここまでもってきた歴史がある訳で、底辺の人たちは
深いところで日本の風土・日本の国土をうけ、もってきてい
るんじゃないかなと思います。だからやはり底辺を見直して
行かなければならないと思います。

主体的に関る

高原　そこであなたの事務所の女の子、人間である以上みんな
暖かいものをもっているはずですから、そこには日本人の底
辺がうけてきた純粋な感情があると思います。そこんところ
で話し合って欲しいと思います。

対談　＜仏教と経営＞経営参加とは何か

藤長　私のところの事務所では、僕はあまり待遇もよくない
し、別におもしろくもないところですが、もう何人もの人が
出入りした訳ですが、必ず言うんです。ここにいる間に考え
て欲しいって。自分のことをよく考えて欲しいというんで
す。そのための時間は充分にあるし、そのことについてなら
話し合える訳です。最初はたいてい驚くようですが、僕がこ
の通りの人間で、誰と接するにもいつもハダカの自分で接す
るものですから、そのうち慣れてきますが、しかし仕事はい
つも与えられるもの、要するに与える──与えられるという
関りの中でそれが自己を保全するために都合が良いといって
も、そのことに慣れた人間にとって、自分のことを考えると
か、主体的に関るということがどんなに難しいことかってこ
とは思いますね。僕のところは、たった一対一の関りでも相
当な困難がある訳ですし、だから実際会社の中で、たとえば
課長さんならひとりに対して十人とか、部長さんなら三十人
も四十人もが相手な訳で、これは大変なことだと思うのです。

高原　しかしその場合でも、たとえば一対一で八時間いると
いうときに、八時間全部が主体性がないことは決してない、そ
ういう一瞬というものをもっていると思います。そのときに
肩をたたいてやる……。課長でも部長でも十人とか四十人と
かいう風には考えないで、今はあいつ意欲をおこしたとか、
今あいつは珍しくやったとか、そういうふうにひとり・一瞬
をとらえる……、これはこっちが理性ではいけないと思いま
す。たとえば課長が、事務能力が優れているとか、敏腕とい
うか、そんなかたちで十人を引っぱっていく、そういう人も
ありますが、それよりももっと何やら八方破れみたいな、し
かも自分の課の連中と一緒に何やら目立たないけれども大き

123

付　録

く仕事をしていく人、そういう人もあると思います。

量的偏重の問題点

藤長　ちょっと話は元に戻りますけど、理性教育という問題ですが、僕が一番問題だと思うのは、量的偏重というんでしょうか、何もかもが量におきかえられて、量の多い少ないで評価されていく、そこに大きな問題があると思うんです。小学生のときから知識のコンクールをくり返してきている訳で、何をどれだけ知っているかが絶えず問題にされる訳ですね。そこには“何故（なぜ）”とか“どういう意味”とかいう問の一片も入る余地がなくて、だから使い道を知らない百科辞典人間が生産される。与える――与えられるという関係はここで既に出来上っている訳です。社会にでてもそうですよ。たとえば評価ということは、これは人間のやったことを量におきかえていく訳で、恐しいことに人間の資質までも量におきかえようとしている訳です。

高原　数字にね。数字と数字の間を読みとってもらわなければならないんですがね。

藤長　本当にそう思います。

高原　そのことができるというのが日本人のもっている感情・国土なんです。たとえば同じ百円でも、A君の百円とB君の百円では値段が違う、同じ仕事をやってきたのだけれども味が違うとか、あと味が残るとか、そんなところが問題なんじゃないでしょうか。量を無視することはできない、しかし量の中にある感情ですね、そういうものをどういうふうにくんでいくかということ……。

藤長 それはよくあるんですね。評価と先程言いましたが、人事考課というのがありまして、これは給料やボーナスを決めるときにやるんですが、点数制ですね。そこで絶対評価かというとそうでなくて、A君・B君・C君……、と並べて見直すんです。そしてちょっとまてよ、A君が十点、B君が八点、C君が六点になっているけどこれはこんなには違わないぞ、という訳で手直しをする訳なんです。その結果、A君・B君・C君といくらも違わなくなることが多い訳で、それならみんなが嫌がることを時間をかけてやる必要性はそんなにないと思うんです。そしてもっと悪いのは、この点数制というのはいつも減点主義な訳で、だから減点にはならないような処世みたいなものができて、組織が官僚化していくんです。ことなかれ主義のね。そんなことで組織が活性化しないなんていってまたいろんな刺激を考えていくなんてアベコベなんじゃないかと思うんです。

ニセのヒューマニズム

高原 こんなことがありましたよ。A商事というところの社長が講習に行ってきて、ノルマをかけて達成をボーナスで支払うとかいう講習をうけてきて、こういうふうにすればみんなの意欲がでるんだということを習ってきたんです。だからその時、問題なのはノルマではなくてノルマの内容だと、人間はノルマをかけられた間一本線の上を歩いている訳でなくて、行きつ戻りつしますね。そこのところをどう見るのかといったことがあります。B君の担当している会社がうまく行っていなかったとか、C君の女房が病気だったとか、そこ

付　録

まで見てなおかつノルマを考えて欲しい。仏教では、その時その時とか、そのことそのこととかの因縁・条件が問題になります。

藤長　会社というのは実際のところ女房子供が病気であろうが、担当している会社が傾こうが、お前が成績を上げなかったということを評価し問題にしますよね。企業の目的の中に利潤追求ということがある以上仕方のないことですけど、だからやっぱし尺度というかそういうものが必要だと思います。そこで一瞬一瞬、その人その人、これは難しいですね。

高原　そうですね。ノルマはあがらなかったけれどもボーナスを増せとは言えません。ただボーナスを渡すときに、意欲を疎外しないように、今度はダメだったけど次は頑張るぞという気持ちをもたせてやることね、これは理性にたっていては決してできないことだし、いつも感情にたって、しかも感情にたって理性を駆使していくことが大切です。これを後得分別智というんですが、分別智は理知ですし、無分別智は感情です。そしてこの後得分別智は英知、感情にもとづいた理性、清浄智といいます。これが大切なんです。みがかれた理性というものが経営の中に欲しいと思います。禅宗なんかの無分別智・感性でなく、親鸞の場合はもっと構造的であり理論的なものです。このみがかれた英知というところでやっていけばもっと生産的になると思います。例えば縄文土器を作るのでも至極構造的でしょう。ああいう優れた造形ができる力強さを我われは本来もっているんですよ。みがかないのでかくされている。ニセのヒューマニズムでなく厳しいけど暖かい……。

嶋内　日本のこの縄文から弥生とか、弥生から万葉集とか、何

かそういう他の文化とふれあい、出会っていくのはいつもからだで歩いているものですからできるんですよね。そこから次の方向も見えてくるし、構造的になっていくというのをすごく感じるんです。

高原 そうね。例えば分別智の理知だと、これは直線です。それから無分別智の感情だと点や感じで終る訳です。しかし後得分別智となるとすぐ理性に陥いるのだけれども、もう一辺感性に還る。こういう円環をなして一歩づつでてくる。そういうことだと思います。そこでみがかれていくんです。

藤長 日本ということ、今のお話は新しい発見です。僕らはそれをもっているのに気付かないでいるんですね。

高原 日本的とか何とかよく言っているけど、あれは田舎的ヒューマニズムで、愛情なんていうことを使ったり、そして近代的な感覚には弱い。ひけ目を感じるものだから、うちわだけでヒューマニズムだの愛情だのとね……。そんなものでは公開性や、外への表現力は生まれてはきませんよ。

藤長 そうですね。企業がみんな内側でやあやあ、まあまあとやっていてトップも中ばかりみて、それをヒューマニズムと称して外にはむかわない。内側で小さくまとまってしまう……。そして官僚化、これじゃよき人に会うというかそういう出会いはおきませんね。

高原 だからいつも「会社に入ったら目標をもちなさい、社内に見つからなかったら他でもいい、そして一生懸命にやっていきなさい、それを越えたら又見つかるんです」というのです。今話していて思うんですが、仏教は人間形成ということ、仏・菩薩を形成する、純粋な人間、世界をもった人間、一緒に歩く人間、大乗的人間、それを形成することを仏教は今迄

やってきた訳で、そのための大きな願いをもった場・願海、それが一つの問題ですね。

藤長 自分も自分のやっていることが自分の人生と無関係でなく、いつも関っているのと同時に、同僚・先輩とも主体的に関わる、そういう場ですね。やっと最初の話しに戻ってきましたけど、主体的に関るには自分にも仕事にも、同時に先輩にも問いがなければなりませんね。根本的な。和をもって尊しとなすですか、聖徳太子の。あの和というのは鋭く討論を交わすという意味だそうですが、そしてその討論が交わされた範囲で理解しあえるということらしいですが、そういうことのできる場が必要なんですよね。

高原 そうだと思います。人というものは大事な問題です。しかし本当のよき人なら一人ではない、友をもっている、先輩をもっている。出会いを通しての次の出会いがある。必ずそこで場になっている。

歴史に参加する

藤長 脱線ついでに、というより七月号からやってきて一杯おききしたいことが出てきまして……、共同体の中の私ということをよくおっしゃいますよね。何だかひどくよく解るようで……。

高原 具体的にはいい先生をもち、いい友をもつということです。友がなければいけません。孤独はいけない、純粋ではない、私がある証拠です。友があるということは苦労もさせられるし、自分が否定されます。しかしそういう形で自分が育てられる。そういう共同体、そういう友、これを仏教で同行

対談　<仏教と経営>経営参加とは何か

と言う。友同行と言うんです。先輩も後輩に導かれることがある。そういうような共同体は必ず空気をもつ訳で、それが場・浄土ということです。

藤長　よく解りました。とっても相互的なんですね。僕も事務所の女の子によって学ばされているというか、改めて考えさせられているんですね。与える・与えられるという一方通行ではありえないんですね。

嶋内　人間というのは本当に空気をもっていますよね。影響を与えます。ただこちらは余りにも性急なんですよね。それが一体どういう働きをしているのか、それがどうなるんだという、いつもそっちへ向いていってしまう。

高原　あわてるといけないし、こちらから言うとだめだし、結果を求めるとだめになってしまう……。

藤長　だから"何故"ということばが必要なんですね。

高原　曇鸞が、「仏もと何が故にこの荘厳をなせるや」という言い方をするんです。ひとつひとつにそういう問いを出す。曇鸞というのは仏教を非神話化した人なんですが、この問いが神話化を防いだのです。仏もと何が故に……という問いが。仏とは本来の世界とか人類の悲願が何故こんな事件を起したのかというような意味で、何故仏はこの世に光の世界を作ったのかというふうに問う訳です。答は衆生が貧しいからだ、だから光を与えたいというような……。

藤長　今の光ということですが、悟りというのを英語でENLIGHTMENT と言うんですね。明るくするというんですか、それから理性のことをデカルトは LUMEN NATURAL つまり自然の光というふうに言っているんです。関係ないかもしれませんが、ヨーロッパではこの二つはどこかで重なっ

ているような……。

高原 その場合、理性という言葉は理知と混乱してつかわれている。理知なら分別智になるんです。理知は暗いもの。それでヨーロッパの理性はこちらで言えば後得分別智だと思うんですが、ただその自覚がない。自覚するかどうかが問題です。

藤長 自覚という問題、これは私とは何かということを考えるときにも大切な問題で、ここに実は主体化という問題の根があるような気がしています。それから今気付いたんですが、よき人いい先輩・同僚との関りですが、これは歴史的に伝えられてきたというか、みんな願われた存在な訳で、そこで場をつくり参加するということは、これは大きな発見なんですが、参加というのは、今ここでこの状況でということですが、すごく歴史的な問題なんですね、よく考えれば……。また新しい問題に出会えました。先ほど、日本を支えてきたのは底辺であり、底辺の人たちは深いところで日本の風土・日本の国土を受けてきたんじゃないかと、言われていましたけれども、それが今よくわかりました。そういう底辺の人たちが現在までの歴史を残していてくれるんですよね。願いですね、参加したい・主体的に生きていきたいという願いですね。その願いが感じられるように思うんです。参加というのは歴史的なことなんだと……、今まで参加ということを、どうにかして作りあげていきたいと、これから先のこととして考えてきたわけですけど……、そのときにはいつも現在・現地点はどうなのかということが問われてきて足もとがグラついてしまうんです。だから現地点ではまだダメだから未来に成しとげていこうということになってしまって常に主体が立たないわけなんです。だからこそ、そこに主体的に生きたいと願い

対談　＜仏教と経営＞経営参加とは何か

つづけてきた歴史が現在の僕たちに提供されているということとは大きいことだと思います。そこで、底辺の人類の歴史にどう参加していくのか、ということが問題になってくるんだろうと思います。

あとがき

　最初に40年もの長い時間をご一緒させていただいた薬事日報社の髙橋敏昭さん、なんて呼ぶと怒られるので、親しみを込めていつもどおり「敏ちゃん」に心から感謝したい。あわせて、敏ちゃんには今まで何度となく本を書くことを勧められ、そのたびに裏切ってきたこともお詫びしたい。何にせよ最低限の約束は果たすことができたと思っている。

　感謝やお詫びは敏ちゃん一人にではなく、本当に多くの人達に申し上げなければならないのだが、編集担当から字数制限を命じられているのでどうかご理解いただきたい。

　この本を執筆するにあたり、その99%を記憶と気分で書いてしまったため、よく読むと整合性に欠ける部分が多々ある。しかし、それを含め次回のチャンスがあるなら、テーマを定めてもっとしっかり書かないといけないなと思っている。

　医療と医薬品業界で40年歩んで来た道を振り返ると、実に多くの疑問が出てくるのを禁じ得ない。そもそも、病気を治療する医薬品がマーケティングやプロモーションに馴染むのか？という根本的問題がある。

　医薬品は、より多く販売することが目的ではなく、より多くの人達の疾病を救うことが目的であり、これを私達のミッションとして、そのための行動を各セクターが取ることが急務だと改めて申し上げたい。

　特に公共性の高い産業は、その負託された重責を考えると、何よりも使命感が重要だといえる。医療・医薬品産業に従事する者はこのことを決して忘れず、常に負託された使命を実践する姿勢が求められていると思う。

2017年11月　カリフォルニアにて

藤長　義二

〈著者略歴〉

藤長　義二（ふじなが　よしじ）

1949 年　福井県敦賀市に生まれる。

1975 年　JMF（Japan Medical Forum）事務局と契約。
1985 年　JMF 解散。この頃より、病院経営コンサルタントとしての活動
　　　　を開始。
1986 年　日本電気株式会社（NEC）とコンサルタント契約（〜2017 年現
　　　　在）。
1988 年　NHI（Nihon Health Industory）株式会社とコンサルタント契約
　　　　（現在は嘱託）。
1991 年　MaKesson 社とコンサルタント契約。
1993 年　Medco 社とコンサルタント契約。
1995 年　Mississippi 大学薬学部客員教授（〜2017 年現在）。
1997 年　東邦薬品株式会社（現　東邦ホールディングス株式会社）とコン
　　　　サルタント契約（〜2017 年現在）。
※その他アドバイザー契約多数。

直近では MBS（Micro Blood Science）社と微採血事業でアメリカ進出を
計画、実行中。

趣味　家族でゴルフ。

フリーランス独り旅

2017 年 12 月 15 日　　発行

著　者　　　藤長　義二
発　行　　　株式会社　薬事日報社
　　　　　　　〒 101-8648 東京都千代田区神田和泉町 1 番地
　　　　　　　電話 03-3862-2141　FAX 03-3866-8408
デザイン・印刷　　　三報社印刷株式会社

Ⓒ2017 藤長義二
Printed in Japan.　ISBN978-4-8408-1416-4
落丁本・乱丁本はお取り替えします。
本書の無断複写は、著作権法上の例外を除き禁じられています。